我的经方我的梦

王三虎 著

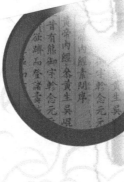

经方魅力◎临证经验◎心路历程

西安交通大学出版社
XI'AN JIAOTONG UNIVERSITY PRESS

U0251208

内容简介

本书是作者将2015年1月4日开始在全国经方论坛——仲景夜话微信群的演讲内容编辑成书的。主要介绍了作者学经方用经方三十多年的行医经历,用几十个案例展示了《伤寒论》《金匮要略》中的经方在临床实践中是如何成功应用的,语言质朴无华、通俗易懂。本书既是一本中医学工作者和学习者如何了解经方、学习经方、应用经方的参考书,也是一本中医爱好者了解中医经典的读物。

图书在版编目(CIP)数据

我的经方我的梦 / 王三虎著. —西安:西安
交通大学出版社,2015.7 (2020.9重印)
ISBN 978—7—5605—7746—3

Ⅰ. ①我… Ⅱ. ①王… Ⅲ. ①经方—研究
Ⅳ. ①R289.2

中国版本图书馆 CIP 数据核字(2015)第 187413 号

书　　名	我的经方我的梦
著　　者	王三虎
责任编辑	问媛媛　赵丹青

出版发行	西安交通大学出版社
	(西安市兴庆南路1号　邮政编码710048)
网　　址	http://www.xjtupress.com
电　　话	(029)82668357　82667874(发行中心)
	(029)82668315(总编办)
传　　真	(029)82668280
印　　刷	西安日报社印务中心

开　　本	727mm×960mm　1/16　印张9.75　彩页1　字数108千字
版次印次	2015年8月第1版　2020年9月第6次印刷
书　　号	ISBN 978—7—5605—7746—3
定　　价	23.00元

读者购书、书店添货,如发现印装质量问题,请与本社发行中心联系、调换。
订购热线:(029)82665248　(029)82665249
投稿热线:(029)82668519
读者信箱:xjtumpress@163.com

帛满平原渭水边誉

满华夏柳江缘寒暑

替转佑天道医圣念

笑在九泉

乙未年樊海书

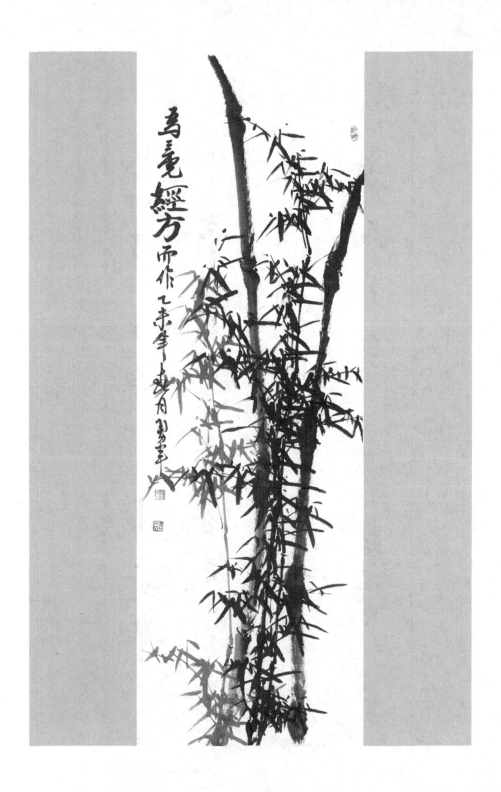

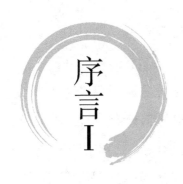

序言 I

　　我是一口气读完王三虎教授的新著《我的经方我的梦》的。作者学经方用经方三十多年的经历，是用几十个成功的案例串联起来的。这些案例犹如融进了作者回忆的涓涓细流，病情跌宕起伏，思路独到细腻，语言质朴无华，故事引人入胜，但这不仅仅是一部普通的回忆录，更是一本经方的故事。经过作者的讲述，原本枯燥的《伤寒论》《金匮要略》的原文，变成一个个活生生的病人，让字里行间充满了现场感，拉近了我们与经典的距离。

　　和历史上许多中医成才的规律一样，作者的成功与经方的学习密切相关。他早年在家乡踏入中医之门的时候，就有有识之士指点并开始背诵《伤寒论》；他的研究生时代在南京中医学院度过，得到宋立人、陈亦人两位《伤寒论》大家的指点；在后来的工作中，作者虽然以肿瘤专科为名，但其遣方用药，仍然以经方为基础，《伤寒论》《金匮要略》依然是他治病救人的准绳。

从他提供的案例看，许多疑难杂症，所以能转危为安，所以能出奇制胜，都与其深厚的经典功底有关。

作者的成功之路充满了艰辛。他从基层走来，凭着聪慧的天资，更凭着勤奋和刻苦，一步步，不徘徊，不后退，乐观向上，终于梦想成真，成为一位深受患者欢迎的名中医，也成为受到中医界关注的经方学者。作者的成功之路告诉我们，人活着要有梦，有了梦，我们的生活才有激情，我们前进的步伐才有力。而且，不同的年龄阶段，必须有不同的梦。我欣赏作者的梦！

作者的经历，为年轻的中医学子提供了一条学好中医的成功之路。作者的经验，可以启发读者学经典、用经方的思路并在临床借鉴和利用。作者在学习经方过程中执着向上的精神，更是改革开放以后我国中医人继承创新、不断进取的缩影，在为实现中国梦而努力奋斗的今天，这种精神更显得弥足珍贵。

衷心祝愿王三虎教授在经方的应用研究上取得新的更大的成绩！

南京中医药大学教授　黄　煌

2015 年 5 月 12 日

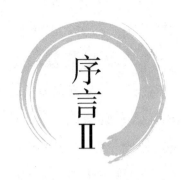

序言Ⅱ

隆重推荐《我的经方我的梦》

在一次国际中医联合群的讲座上,我初识王三虎教授。那一天,群中聚集了国内外医学界的专家、教授,更有众多中医界的大师及数百位世界各地卓有名气的行医高手,越过千山万水,云集一堂,只为聆听王三虎教授的一席讲座。

我是长篇小说《走过情人港》的作者,也是一名中医学士,国内国外,从事中医临床工作26年,有幸聆听了此次讲座。就是在这次讲座上,我荣幸的与王三虎教授结识。王教授的讲座,得到群中的一致赞扬!所有的专家学者,纷纷献花致谢!场面之热烈,非同寻常!我被深深地感染了!

"看山是山,看水是水;看山不是山,看水不是水;看山还是山,看水还是水。"这段话是王教授在讲座中形容一个医生成长的历程。非常精辟！王教授从少年时期，苦苦背诵《伤寒论》《金匮要略》，一步一个脚印，踏踏实实地开始学习中医，应用经方，一直到就读研究生，从临床医生到研究生导师，一直到学科带头人，坚实的理论基础，认真勤奋的工作态度和智慧灵活的经方临床经验，使王教授成为独树一帜，使用经方的医林高手！今天的王三虎教授已经远远超越了普通中医的境界，对于经方的使用已然达到出神入化的地步。

《我的经方我的梦》这本书通过王三虎教授一系列应用经方的实例为我们展现了一个医生从初学者到大师的漫漫历程，也为普天之下的中医学子如何学习中医，如何尽快地深入理解经方、应用经方，更快更好地成长为一名有成就的医生指出了方向。

作为从医 26 年的中医，以及《走过情人港》的作者，拜读王三虎教授《我的经方我的梦》，犹觉眼前一亮。丰厚的知识，生动的实例，精彩的文风，一章一节均有见地，读来收益多多，是一本难得的好书！因此，强烈推荐给各位愿意学习的医学生，即使不是医学生，读此著作，也会受益匪浅！

悉尼中医　琅　玉

2015 年 6 月 16 日

目录

第二章　青年梦——用经方

跋

第一章　少年梦——学经方

　　说起来我是1971年初中毕业以后开始步入医学殿堂的。当时叫五七中学卫生班，实际上相当于现在的职业中学，两年制，学了一些医学基础知识，也有一些中医的内容。这个时候我梦到我成了背着出诊箱（皮革质地）巡诊的赤脚医生。但两年毕业以后，我却经过伯父王仰文的介绍，成创现院长的恩准，来到了王家洼公社卫生院工作（起初是有补助的学习），成为一名药房的司药。当时的卫生院实际上只有四个医师加上司药，一共六七个人，规模很小，病人量也不大。我去时只有15岁，在这个时候，恰好四个医师中间有一个三十来岁的中医，他给实习生讲"通《伤寒》者，医门之过半也"，意思是说把《伤寒论》搞懂了的话，医学这门一半就过了。这句话对我影响深远。同时，党学都老师给我们讲了六经提纲和一些最常见的方剂，了解这些之后，我就认定了《伤寒论》，马上托人买了一本。当时买一本书很困难，正好我们合阳县书店有。买到这本1973年出的《伤寒论语译》，我就拿着这个背书。说实话，司药对于当时一个十六七岁的少年来说已经压力够大了，再加上要自学好多东西，抽出时间背《伤寒》已经很不容易。不过当时确实没有现在所谓的"时间到哪儿去了"的感觉，我觉得时间很充沛，尤其是每天清晨早起一点，用歌来唱就叫"走在乡间的小路上，背着《伤寒》我心欢畅。当个医生是梦想，抓住根本不能忘"。为什么呢？因为当时"农业学大寨，工业学大庆，全国人民学习解放军，解放军学全国人民"，我们这些既不是正式职工，又不是副业工、合同工，还不参加第一线的生产劳动，在防空洞里藏着的人，能有时间给自己学习，就觉得机会太难得了，所以我每天抽出时间背《伤寒》，背个天昏地暗，背个翻来覆去。大约用了一两年时间，我把《伤寒论》能倒背下来。我现在说几个数据，第一个，《伤寒论》的原文实际上只有四万字，如果按我当时的背诵方法，需要四个小时一口气背完，我能背到你说哪一条就背哪一条，只提条文名字或号码就能背出来。在那个时候我才明白什么"王明倒背马列"，"倒背"不是将"社会主义"背成"义主会社"，而是你说前边他背前边，说后面他背后面。那么背到什么程度呢？背到指导我学《伤寒》的老师认为没有必要背那么多了，有方证的背背就可以了，农村用不上那么多，我还有点不以为然，我认为既然《伤寒论》重要，怎么就能限定有方证的重要，没有方证的就不重要呢。我有的是精力，有的是时间。在背诵的过程中我也做了一些理论探讨。其实我当时就有了一定的中医基础，现在翻出我1974年的日记，到现在也40年了，病案大约有20个，病名、病因、病机、病位、辨证、治法、方药、疗效一应俱全，我可以毫不谦虚地说，现在的硕士也好、本硕连读也好，没有人再像我这样拿出20个自己看过的病能写成病案。在这个过程中真是"初生牛犊不怕虎"，用麻黄汤的例子就在我这些病案中。有个青年人，咳嗽、气喘、无汗、头疼，麻黄汤，用一副、两副好了，我就作为病案记载了。远不像现在，在学习麻黄汤的时候，老师讲了：麻黄发汗力强，麻黄汤发汗力峻猛，这样一讲，作为《方剂学》教材里的第一个方子，结果好多中医一辈子不用麻黄汤，不用麻黄。我当时没有这个束缚，所以用麻黄汤也取得了明显的效果，这也可以说是我最初用的经方。

《伤寒论·辨太阳病脉证并治中》：太阳病，头痛发热，身疼，腰痛，骨节疼痛，恶风，无汗而喘者，麻黄汤主之。

麻黄汤方

麻黄三两(去节,味甘温)　桂枝二两(去皮,味辛热)　甘草一两(炙,味甘平)　杏仁七十个(汤去皮尖,味辛温)

右四味，以水九升，先煮麻黄，减二升，去上沫，内诸药，煮取二升半，去滓，温服八合，复取微似汗，不须啜粥，余如桂枝法将息。

太阳与阳明合病，喘而胸满者，不可下，宜麻黄汤主之。

太阳病，十日以去，脉浮细而嗜卧者，外已解也。设胸满胁痛者，与小柴胡汤。脉但浮者，与麻黄汤。

其次，像外感寒邪，内有水饮的咳嗽气喘我用小青龙汤，还有白虎汤治疗牙痛等，效果都很好。我的病案里都有记录，因为现在在柳州保存，以后有机会给大家展示。

《伤寒论·辨太阳病脉证并治中》：伤寒表不解，心下有水气，干呕发热而咳，或渴，或利，或噎，或小便不利，少腹满，或喘者，小青龙汤主之。

小青龙汤方

麻黄三两(去节,味甘温)   芍药三两(味酸微寒)   五味子半升(味酸温)   干姜三两(味辛热)   甘草三两(炙,味甘平)   桂枝三两(去皮,味辛热)半夏半升(汤洗,味辛,微温)   细辛三两(味辛温)

右八味,以水一斗,先煮麻黄,减二升,去上沫,内诸药,煮取三升,去滓,温服一升。

伤寒,心下有水气,咳而微喘,发热不渴。服汤已渴者,此寒去欲解也。小青龙汤主之。

《金匮要略·痰饮咳嗽病脉证并治第十二》:病溢饮者,当发其汗,大青龙汤主之,小青龙汤亦主之。

《金匮要略·妇人杂病脉证并治第二十二》:妇人吐涎沫,医反下之,心下即痞,当先治其吐涎沫,小青龙汤主之;涎沫止,乃治痞,泻心汤主之。

值得我骄傲的还有,当时我母亲得了小柴胡证,我就给她用的小柴胡汤,结果吃了一副基本上好转。我一号脉,说:"昨天是脉弦,现在是脉小,伤寒论271条说了'伤寒三日,少阳脉小者,欲已也。'三天后脉小者就是好了,不用吃药了。"结果正如张仲景所言。

还有非常有意思的是,我的"伤寒"启蒙老师党老师得了低血压病,眩晕数日,闭目尚可,睁眼则剧,打算第二天就要到西安找他的老师诊治。当时党老师在我们合阳插队,听过下放的医务人员办的学习班,他说:"这是低血压,治不好,我明天到西安找我老师治。"我说："党老师你能不能听我一句话？"他说："什么话？"我说："有人在杂志上发表过文章，用桂枝甘草汤治疗低血压。"（听了这句话）他来劲了，我说"文章认为低血压是心肾阳虚，所以用桂枝甘草汤补心阳，加肉桂补肾阳，三味药，每天各10 g冲服"。党老师听了愿意尝试，结果我们卫生院缺一样药，我还亲自从外村的医疗站买回来，三味药、炙甘草、桂枝、肉桂各10 g，泡水喝。每天晚上我给他拿血压计测量，每天升高10毫米汞柱，一直恢复到正常。党老师激动地说："舍此三味，别无良方。"结果我们师徒两个用这个方子在我们合阳、韩城一带治好的低血压大约不下三四十个人，这也是我当初学《伤寒》后用《伤寒》的例子。

经方溯源

《伤寒论·辨太阳病脉证并治中》：发汗过多，其叉手自冒心，心下悸，欲得按者，桂枝甘草汤主之。

桂枝甘草汤方

桂枝四两（去皮，味辛热）　甘草二两（炙，味甘平）
右二味，以水三升，煮取一升，去滓，顿服。

还有一个例子，现在想看来也是我当时知道的少，就是知道读书，尽信书，张仲景说了我就用。我一个本村同学王吕生咽喉痛，我一看他的咽喉不红肿，就给他开的半夏散及汤，张仲景《伤寒论》上不是说了嘛，"少阴病，咽中痛，半夏散及汤主之"，那就是半夏、桂枝、甘草呗。你想，这三味药非常便宜的，一毛来钱，结果效果非常好。以后他还说了，不但当时有效，以后再犯了，用这个药还有效。我想大家都是经方大家，这个方子可能用得多，但是真正在中医队伍中用的人可能就少了。临床上这种病很多，一般都大量地使用抗生素。半夏散及汤呢，用半夏化痰，用桂枝温阳，用甘草利咽，这个配伍非常巧妙，以至这么多年，在西安也好，在柳州也好，常常出奇制胜都与这个方子有关。我可以大言不惭地说，只有找准了症候，不要被炎症、不要被玄麦甘桔汤限定眼目。

经方溯源

《伤寒论·辨少阴病脉证并治》：少阴病咽中痛，半夏散及汤主之。

半夏散及汤方

半夏(洗，辛温)   桂枝(去皮，辛热)   甘草(炙，甘平)，以上各等分。

以上三味，各别捣筛已，合治之，白饮和，服方寸匕，日三服。若不能散服者，以水一升，煎七沸，内散两方寸匕，更煎三沸，下火令小冷，少少咽之。

我学医以后，做的在我们村最有意义、最有影响的一件事是：我们村一个和我家走得比较近的老奶奶牙痛，我说牙痛那就白虎汤啊，当年我在卫生院经常用的，这是胃火，胃火牙痛就用白虎汤，她说我不能吃石膏这些凉药，一吃就拉肚子，我说那就加几片生姜呗，用生姜把胃护住，然后用白虎汤清泻胃火，结果她一吃我这个药牙也不疼了,副作用也没有。老奶奶用了这个药以后,从此就相信了我,所以从我学医开始一直到老人家去世,几乎每年回去她都要以看病的名义叫我去吃个饭,送个土特产。她始终记得这个事,以后也相信我。这种对我的信任当然也从老奶奶扩大到我们整个村子。在这里还要说的是,这种寒热并用的方法,是我灵活运用经方的先期实践,更重要的是,对我以后用寒热错杂的观点看问题,提出"寒热胶结致癌论"奠定了基础。

实际上,这个时候我还看了不少书,其中《脾胃论》就是一种。我的少年梦是一首诗开始的,前三句是"昨夜神授秘方一首,今日晨起记在心头,升阳益胃东垣所创",我记得很清楚,只可惜与医圣无缘。

我边背《伤寒》边实践取得了显著效果,从而加强了我反复背诵的欲望。在这个时候我还没考上渭南中医学校。

本来我读经方、背《伤寒》是为当一个好的赤脚医生。不料改革开放、教育制度的改革给我打开了一扇通往理想之路的大门。于是我就认真备考,(展示1978年4月当时的日记片段)这些日记就是我当时情感的真实反映。到1978年,我离开初中文化学习已经7年了,在备考过程中,A+B+C=D这些都是从头开始学习的。虽然我的数学差,但是语文、理化还可以,结果就考上了渭南中医学校。在某种意义上讲,应该说是我经方梦的超越。

到了中医学校以后,我激情满怀。我们当时考上的同学中有一半以上是有医学基础的,如何处理中专学习和个人优势的关系是我面临的问题。我们班当时50个人,20多个有医学经历,其中也有三年制所谓"五七大学"毕业的。那么我怎么办呢?我们这些有基础的人如何对待当时的学习?我想了又想,我们虽然有基础,但是这些基础和正式中专要求相差甚远,所以我报的态度是"门门及格,总分领先,优势突出"的原则,也就是说,《伤寒》还得背,经方还得学,但学校里开设的课程我要力争上游。所以在这三年中间,我对各门课程都不敢懈怠。而且在第一学年末,考试集中进行我们有分数比较的时候,我在200名学生中排并列第三名。渭南中医学校周围当时也是被农村包围。非常幸运的是,它也有田间小路,而且这个小路更长、更宽、更适宜背书。我背书有一个特点,要走着背,不能坐着背,不能躺下背,所以才有"走在乡间的小路上"的说法。为什么要走着背呢?我想这就像我们吃饭多了是要运动运动,"饭后百步走,能活九十九",或者说边背书边走路这样才有利于记忆的强化,有利于信息的储存。在背书过程中,我还是以每门课程,尤其是中医这几门主要课程中的证型、方剂为重点,当时我能把基本教材中的主要方剂都背下来,所以在中专毕业时我能背六百首方剂,(有照片为证)这个当时有记录。因为我有个观点,咱们平时有什么事情解决不了,就说看你"有方子没有,有方子就好办",那么这个"方子"是以经方为基础的。由于我的指导思想是对的,用功也就有了收获。

我记得在中医学校时最喜欢周末和假期。因为只有在周末和假期我才能背经方、背《伤寒》、背《金匮》,才能自己支配时间。这个时候的梦是有朝一日考上研究生。在平时我要学习好多课程。在上学期间我最高兴和期盼的还有每年的二月份,因为二月份是28天,我就有3天的饭票用来补贴日常生活。应该说我当时还是学有余力的,所以我看了一些《伤寒》注家的书籍,也练习写一些小的论文。在那个时候,我们觉得能发表一篇文章就很不简单,所以即使在练习本上练习的时候我也在标题下面堂而皇之地写上"王三虎",再开始下面的内容。在第二学年学期结束的时候,在图书馆看到一本李克韶副教授的《伤寒解惑》,非常薄的一本书,我看了以后感慨万千,收获良多,同时也发现了一些问题。因为这时我对《伤寒论》比较熟悉,对于李克韶老教授的有些观点不完全赞同,所以当时看完后我写了一篇《读〈伤寒解惑〉后的一点看法》。没有想到,在我们中专毕业离校前的一星期,突然有同学说,王三虎你的文章发表了,我的激动心情难以言表。我很快跑到图书馆,看到文章以后,听到旁边同学讲,"王三虎这个名字黑体字,和岳美中、方岳中都并列起来了",所以造成了一时的轰动。教我《伤寒论》的裴玉衡老师刚好从哈尔滨进修回来,了解研究生的报考情况,多次鼓励我考研究生。在4年刻苦之后,梦想成真,我也有幸成为中医学校办校40多年以来前无古人,后无来者,唯一一次留校的中医士两人之一,之后我和樊海两个同时考上了南京中医学院研究生,那是另外一回事。现在渭南中医学校早已是渭南职业技术学院的一部分,我有幸和当今的全国人大常委会副委员长韩启德教授以及某将军并列成为这所大专院校六大著名校友之一,《伤寒》、经方给我带来了超越梦想的荣誉。

留校以后,我抽出了好多时间用来进一步写文章、背《伤寒》,所以1981年7月留校,12月份就在《陕西中医》发表了《浅谈〈伤寒论〉的对举法》这样一篇文章,大约是受到刘渡舟教授的影响,探讨《伤寒论》中条文排列、方剂命名等等的一些奥秘。用我的话来说就是"如牛之初乳,绝对不掺水",所以发表了以后收到编辑部热情洋溢的来信,这是一封公函,内容是:"王三虎同志,你的大作《浅谈〈伤寒论〉的对举法》发表以后,收到读者来信,认为是一篇有血有肉,理论和实践结合的好文章,建议以后多写此类论文。有便可来编辑部商谈今后选题。"这封盖着红章子的公函我作为"文物"现在还保留着。到1982年时我又在《陕西中医》发表了一篇文章,叫《仲景遣词拾零》,这个也是当时有感而发的文章。我举个例子,

"而且"的"而"在《伤寒论》《金匮要略》中非常常用,我觉得弄清了这个"而"字,就好背《伤寒论》了。要不然不一定能背过,或者说越背越混淆。举个例子,葛根芩连汤、麻杏石甘汤都有"汗出"和"喘",你怎么能记住这个? 关键是这个"而"字,葛根芩连汤是"喘而汗出"、麻杏石甘汤是"汗出而喘",为什么呢? 因为"而"表示递进,也就是说"而"字后面这个词是强调的,比如葛根芩连汤是"喘而汗出",不仅有喘,而且还有汗出,更重要的是汗出,麻杏石甘汤是"汗出而喘",有汗出更有喘,没有喘就不叫麻杏石甘汤,汗出倒不是绝对的了。

经方溯源

《伤寒论·辨太阳病脉证并治中》:太阳病,桂枝证,医反下之,利遂不止,脉促者,表未解也。喘而汗出者,葛根黄连黄芩汤主之。

葛根黄芩黄连汤方

葛根半斤　甘草二两(炙,味甘平)　黄芩二两(味苦寒)　黄连三两(味苦寒)

右四味,以水八升,先煮葛根,减二升,内诸药,煮取二升,去滓,分温再服。

1983 年我又在《陕西中医学院学报》上发表了一篇叫《仲景药量索引》的文章。这个文章有两个方子(因为当时我基本上没有临床实践,实际上主要是引用了其他人的,写文章的证据可以是自己的,可以是引用的,这些病例是作为证据来论证我的观点的,不一定都有是自己的,当然是自己的更好)。一个就是"旋复代赭石汤",药量问题上,刘渡舟教授是这样讲的,实习同学开了旋复代赭石汤,病人吃了 3 副没效找他,他一看这个方子对着呢啊,再一看,代赭石用了 30 g,超量了,改成 12 g,因为 12 g 就留在中焦,30 g 就走下焦了。结果有效了。近几年再看《伤寒论》,旋覆代赭汤中旋覆花三两,人参二两,生姜五两,赭石一两,看来本方中赭石量小是仲景本意啊,难怪哩。

经方溯源

《伤寒论·辨太阳病脉证并治中》:伤寒发汗,若吐若下,解后,心下痞硬,噫气不除者,旋复代赭石汤主之。

旋复代赭石汤方

旋复花三两(味咸温)　人参二两(味甘温)　生姜五两(切,味辛温)　代赭石一两(味苦寒)　大枣十二枚(掰,甘温)　甘草三两(炙,味甘平)　半夏半升(洗,味辛温)

右件七味,以水一斗,煮取六升,去滓,再煎,取三升,温服一升,日三服。

第二个例子,我当时留校以后旁听我们学校的中医进修班课程,当时教"医古文"的杜老师反复口腔溃疡多年治不好,看遍了渭南的名医效果仍不明显,他就给当时的学员王焕生(他父亲是王正宇,陕西中医学院方剂学教授,这个老先生非常有学问,绝对是专家中的专家)说向他父亲求个方。结果王正宇开了个方子,杜老师一吃这个方子就好了。我一看那个方子是八味肾气丸加白芍、玄参,杜老师吃了一段时间觉得非常好,但是一停又犯了,他就继续吃。吃一吃他想,你这不就是八味肾气丸加白芍、玄参,我按你这个量补上白芍、玄参,八味肾气丸再吃上。但是不行,只有吃原方才行,这说明张仲景的药量非常奥妙。多年以后,当我研究《千金方》的时候才发现,王正宇开的不是八味肾气丸加白芍、玄参,而是十味肾气丸,就是《千金方》的原方,哇,老先生是比我高一招,我不学不行啊。

我后来在内科病房当医生的时候治疗过这样一个病例也有一定说服力。接诊的这个病人是其他医生看过后我才接管的,阵发性心动过速,发作上来心率 150 次/分左右,但查不出来任何器质性毛病。我看前面的医生用的安神镇静药没效,就反复询问病人,他在说的时候无意中提到"我的心口有点热",一语惊醒梦中人,我说好了,你这方子我知道了。无形热邪蕴结胃脘,泻心汤证,我就开了大黄黄连泻心汤,没有加药。由于这个量很小,我说你就泡水喝。第二天查房一量心率五十几次,我说怎么这么快,他说我把你给的药泡在水壶里都喝了,原来是把两天的药当成一天的量都喝了,结果病好出院了。这实际上说明我们读经方不能只看字面意思,张仲景说吐血、衄血用泻心汤,并没有说胃脘有热,但是我们可以意会,都是无形热邪蕴结胃脘,所以取大黄、黄连、黄芩清气分,热退就见效果。这也是意会出来的,这个例子对我影响比较大,激起了我继续用经方的信心。

经方溯源

《伤寒论·辨太阳病脉证并治中》:心下痞,按之濡,其脉关上浮者,大黄黄连泻心汤主之。

大黄黄连泻心汤方

大黄二两(味苦寒)　黄连一两(味苦寒)

右二味,以麻沸汤二升渍之,须臾绞去滓,分温再服。

在中医学校工作的这个时候,也就是我刚谈恋爱期间,当时的女朋友,现在是我夫人,平素身体肿胀。和我打乒乓球时她说背上有巴掌大一片感觉异常,我一下子醒悟了,说"行了,不用多说,你这个病我能治",因为张仲景说了"心下有痰饮,其人背寒冷如掌大"。虽然她没说她是背寒冷,但这"一片"足以说明她实际是感觉到有一片不舒服、不正常,那么这就是痰饮阻滞气机,阳气不能布达的结果,绝对是苓桂术甘汤证。我很快抓了两副,实际上量都比较大,打成粉让她吃,她吃了以后,原先的肿胀、浮肿非常缓和地消失了,以至于她同学找她去时面对她还问"吴喜荣在哪里?"说明她外形上变化非常大。当时在校期间学校老师也开过方,她自己也开过,为什么不行? 没有用经方呗,苓桂术甘汤就是这么奇妙。张仲景说"病痰饮者,当以温药和之","和之"很重要,真正平和,如果不平和,一时的利水又有什么意思? 结果这个方子不但治好了她的病,她奶奶、她父亲都用这个方子治好了相应的疾病,以至到我女儿王欢小的时候也有这方面的问题,多次吃药多次好。前几年王欢说"我胃这里有振水音",我说"苓桂术甘汤证",吃了三副颗粒剂,她说"振水音倒是没有了,小肚子又有点胀",我说"这就是苓桂甘枣汤证了"。

经方溯源

《伤寒论·辨太阳病脉证并治中》：伤寒若吐若下后，心下逆满，气上冲胸，起则头眩，脉沉紧，发汗则动经，身为振振摇者，茯苓桂枝白术甘草汤主之。

<h2 style="text-align:center">茯苓桂枝白术甘草汤方</h2>

茯苓四两(味甘平)　桂枝三两(去皮，味辛热)　白术二两(味苦甘温)　甘草二两(炙，味甘平)

右四味，以水六升，煮取三升，去滓，分温三服。

《金匮要略·痰饮咳嗽病脉证并治第十二》：夫心下有留饮，其人背寒冷如手大。

膈上病痰，满喘咳吐，发则寒热，背痛腰疼，目泣自出，其人振振身目𥆨剧，必有伏饮。

夫病人饮水多，必暴喘满。凡食少饮多，水停心下，甚者则悸，微者短气。

病痰饮者，当以温药和之。

心下有痰饮，胸胁支满，目眩，苓桂术甘汤主之。

<h2 style="text-align:center">苓桂术甘汤方</h2>

茯苓四两　桂枝三两　白术三两　甘草二两

右四味，以水六升，煮取三升，分温三服，小便则利。

夫短气有微饮,当从小便去之,苓桂术甘汤主之;肾气丸亦主之。

《伤寒论·辨太阳病脉证并治中》发汗后,其人脐下悸者,欲作奔豚,茯苓桂枝甘草大枣汤主之。

茯苓桂枝甘草大枣汤方

茯苓半斤(味甘平) 甘草二两(炙,味甘平) 大枣十五枚(掰,味甘平) 桂枝四两(去皮)

右四味,以甘澜水一斗,先煮茯苓,减二升,内诸药,煮取三升,去滓,温服一升,日三服。作甘澜水法,取水二斗,置大盆内,以杓扬之,水上有珠子五六千颗相逐,取用之。

当时中医学校附属医院办了第二门诊部,因为门诊部没有儿科,我自打旗号挂的是中医儿科门诊。在看儿科的过程中,我受到当时在合阳县中医院实习时李景堂老师的影响。李景堂老师是非常地道的中医,我们跟着他时间长,小儿肺炎到他手里只有两个方子,一个是小青龙汤,一个是麻杏石甘汤,效果明显。我实习时自己管的一个小孩从入院到出院没有见过李老师,结果我到药房正好碰到小孩的奶奶在办出院手续,老太太见了我说王大夫这好那好,药房人说他是学生啊。在独立应诊期间,因为我跟过纯中医的老师,奠定了我以后纯中医的思维,所以当我在中医学校独立开中医儿科门诊的时候,小青龙汤、麻杏石甘汤治小儿肺炎我没有觉得有什么不妥,我没有觉得非要用青霉素、链霉素不可。我觉得小青龙汤是针对肺部布满水泡音症状的,那么以喘为主、以干鸣为主是麻杏石甘汤。而我们临床上大量能见到的是小孩动不动就感冒、喉咙呼啦呼啦响是射干麻黄汤证。讲到射干麻黄汤证，我们都知道"喉中有水鸡声"，我想有的人可能知道，但是大多数人可能没有搞清楚"水鸡声"是什么，实际上张仲景在这说的水鸡就是青蛙。这种喉中痰鸣就像青蛙蛤哇蛤哇不停叫。对于人来说就是咽喉有黏痰，它既不像小青龙汤的痰清稀，也不像麻杏石甘汤纯热证的痰少、以喘为主，而是介于两者之间，寒邪化热，寒热都有，所以射干麻黄汤治疗平时儿科的咳嗽、气管炎、喉咙响效果非常明显。在柳州找我看儿科的并不少见，连儿科专家也不得不当着我的面说看到我用射干麻黄汤、小青龙汤云云，邀请我到儿科讲学，还颇受欢迎。

经方溯源

《金匮要略·肺痿肺痈咳嗽上气病脉证治第七》：咳而上气，喉中水鸡声，射干麻黄汤主之。

射干麻黄汤方

射干十三枚（一云三两）　麻黄四两　生姜四两　细辛三两紫菀三两　款冬花三两　五味子半斤　大枣七枚　半夏大者八枚（洗）（一法半升）

右九味，以水一斗二升，先煮麻黄两沸，去上沫，内诸药，煮取三升，分温三服。

还要说一个半夏泻心汤证。我有一次到我姐家去，她隔壁的邻居说拉肚子,我根据他的症状说你这就是半夏泻心汤证,他吃了效果非常好,从此开辟了我对寒热错杂病机上的深入理解。我们大家都说"五泻心汤皆治痞",大家都知道寒热错杂、辛开苦降用泻心汤,但是基本上都没有讲清楚什么就叫寒热错杂,怎么样就表现出寒热错杂?我在实践中才发现,之所以我们用泻心汤,就是因为它有寒热不同表现于一身,比如说这个人有胃胀、拉肚子、舌红,但是他说我不能吃凉的,不能受凉,一受凉就拉肚子,一吃凉的就胃痛,这就是寒热错杂。比如说舌红、苔白,这就是寒热错杂。总之说来,我们用半夏泻心汤是说明它有寒热错杂的不同表现,难以用单纯的寒或热解释才用,而不是简单地只要你是胃脘痞满就用。这种观点以后体现在我1992年出版的《经方各科临床新用》这一本书上。我认为这一本书最有价值的就是我这几句话。我觉得在我目力所及之中,还没有看到有人像我这样把寒热错杂变得具有可操作性,理论上讲通的。对寒热错杂的这种理解使我在临床上思维开阔,多用寒热错杂的思路看问题。不仅仅我是这样,我女儿王欢也是这样,当时她刚上大学,跟我回去给老乡用半夏泻心汤治疗胃痛效果非常好,被多次夸赞,我也倍感自豪,至今她仍时常提及。

经方溯源

《伤寒论·辨太阳病脉证并治下》:伤寒五六日,呕而发热者,柴胡汤证具,而以他药下之,柴胡证仍在者,复与柴胡汤。此虽已下之,不为逆,必蒸蒸而振,却发热汗出而解。若心下满,而硬痛者,此为结胸也,大陷胸汤主之;但满而不痛者,此为痞,柴胡不中与之,宜半夏泻心汤。

半夏泻心汤方

半夏半升(洗,辛平)　黄芩(苦寒)　干姜(辛热)　人参(以上)各三两(甘温)　黄连一两(苦寒)　大枣十二枚(掰,温甘)甘草三两(炙,甘平)

右七味,以水一斗,煮取六升,去滓,再煮,取三升,温服一升,日三服。

《金匮要略·呕吐哕下利病脉证治第十七》:呕而肠鸣,心下痞者,半夏泻心汤主之。

以上是我在中医学校学习三年、工作四年学经方、用经方、以学为主的一个过程,在这个过程中我积极备考研究生。在这里我说一些有关的话,至现在还有人埋怨"中医专业为什么考研究生还要考外语?"我说"我何尝不是这样想的,要是当年不考外语我可能早都考上研究生了"。但是我能想得通,作为高级专门人才的培养,不懂外语怎么行呢? 既然是高级专门人才,国家有一个统一尺度,不能过多强调自己的难处,有了外语我们眼界就开阔了,而且交流也方便了,谁敢说中医研究生就只是在自己的一亩三分地里看病。所以我们不能改变规则的时候就只能顺从规则。外语这个敲门砖确实耗费了我大量精力,要不是学习外语耗费,我可能记的方剂更多。

我是1985年考上南京中医学院伤寒专业研究生的。当时的研究生竞争十分激烈,全国报南京中医学院伤寒专业的58个人,上线的10个人,面试的5个人,有2个分别转入内科班、温病班,剩下 3 个人。

我是宋立人老师的研究生,还有两个是陈亦人老师的研究生。南京中医学院是我国五所老校之一,当南京中医学院成立的时候我才出生。南京中医学院伤寒教研室之所以影响全国,跟当时的学术带头人有关,他叫宋爱人,是苏州名医,是我导师的父亲。当年宋爱人如果从苏州到南京的话,南京报纸上都要刊登"宋爱人先生今日抵宁"的消息,说明当时的盛况。宋爱人先生到南京中医学院以后注重教学和培养人才,我的导师宋立人和陈亦人先生当时都是青年才俊,是他们共同努力,编著了在 20 世纪非常有影响的《伤寒论译释》上下两本书,极其出名,影响非常大。当时书上署名的是南京中医学院伤寒教研组,实际上是他们几个人共同努力的结果。在我成为宋立人老师第一个研究生的时候,陈亦人教授在伤寒教研室当主任,在我面试的时候,因为我是从农村去的,不会讲普通话,所以我看到了中年女教师睥睨的神态,也看到陈亦人先生赞许的眼光。陈亦人老师教我们研究生《伤寒论》,让我受益匪浅。陈老师对我非常好,当然他没有在当面夸我,但是他给别人公开讲,我是他赞许的三个青年伤寒学者之一,这已经非常难得了。还有可以证明这句话的就是,陈老师在我 1992 年出版的《经方各科临床应用与探索》这本书出版后,亲自在硕士、博士生课堂推销这本书,然后把钱寄到西安。而宋立人老师作为当代中医学家,知识渊博,他最大的功绩就是主编了《中华本草》,这一套书当时定价两千六百元,收载了八千至九千味中药,被称作当代"李时珍"。而陈亦人老师尖锐深刻的治学观和宋立人老师宽厚平和的治学观都对我以后学术风格的养成产生了深厚影响。

作为一个伤寒专业研究生,我到了南京以后,梦想的内容自然不一样了。怎么学呢?有一天走在南京的大街上,说实话当时我确实觉得,考上研究生了这以后就是做大学问的基础,是当博士、教授的料,不做基本的研究工作,不积累资料不行。恰好在大街上多看了一眼,就发现了装帧非常漂亮的读书卡片,我一下子几乎用了一个月的工资买了三千张。尽管我说的比唱的好听,我还是想用歌曲来表达我当时的心情:"走在南京的大街上,买了卡片我喜洋洋。图书馆里把身藏,不管他白天还是晚上。"这样的话我就在这三年里形成了读书、读文献、记卡片的习惯,前后记了两千多张,积累的这么多卡片,以后还真是派上用场了,取得了一些意想不到的效果。可以说我也是吃张仲景这碗饭成长起来的。因为当时我刚到四医大,正好赶上"第四军医大学首届青年教师成才奖"的评选活动。在这个展览上,除过30多篇论文,我的2000多张卡片也引人注目。其实初选名单里没有我,结果两个教授坚决要求把王三虎加上,主管的人说"因为他不符合条件啊,他不是本科毕业啊,教龄也不够两年",结果,众议难违,拨乱反正,我成为获奖者。也就有了提前晋升讲师的资格,这也是带家属随军的必备条件。

在边读书边做卡片笔记的过程中,也是深入思考乃至上升到理论的过程。除过对读书学经方感兴趣,无他。我考上研究生之前就发表过6篇文章,加上在南京上学的三年期间一共发表了30多篇文章。那个时候发文章是有稿费的,我的稿费虽然不能和工资相比,却也解决了不少问题。记得当时我用两篇文章的稿费,给我女儿,那时她才两岁,买了一个三轮车带回去,我感到非常自豪。我发表的这些文章中有关经方的综述就占8篇,也有一些是心得体会和争鸣文章。当时我也是风华正茂、锋芒毕露。比如说,五苓散,我既在《国医论坛》发表过五苓散的综述,也在《四川中医》发表过《五苓散不主蓄水证质疑》,在《陕西中医》发表过《也谈蓄水证——与杨中芳同志商榷》的争鸣文章,这主要是锻炼了我对经方的情感和经方如何研究的思路,实际上我也走向了经方新用、经方活用、经方扩大应用的治学之路。

我对结胸病的研究,用我们师弟的话说就是"抠字眼"。首先我解决"胸"和"胸中"不一样,我提出张仲景说"胸中有寒",没有说"结胸"是"胸中",那么这个"胸"的范围要比"胸中"要大,仅这几句话的意思我就在《河南中医》头版头条发表过论文。有意思的是我的论文答辩中答辩主席提的问题正是我发表过的《〈伤寒论〉131 条之我见》,这种情况,不要说当时,就是现在发表文章比较容易的情况下也还是不多见的。我的毕业论文《结胸病的研究》分解开来前后一共发表了7 篇文章,后来还获得军队科技进步三等奖。

我虽然日语口语差,但我的翻译能力强。读研究生期间发表过4 篇译文。一篇是《小建中汤治遗尿》,一篇是《甘麦大枣汤治疗小儿情绪性惊厥》,非常有实际意义,因为农村中这种病非常多。我们中医文献中我目力所及没有见过,而日本人用这个治疗非常符合临床实际。

经方溯源

《伤寒论·辨太阳病脉证并治中》:伤寒,阳脉涩,阴脉弦,法当腹中急痛者,先与小建中汤;不差者,与小柴胡汤主之。

小建中汤方

桂枝三两(去皮,味辛热)　甘草三两(炙,味甘平)　大枣十二枚(擘,味甘温)　芍药六两(味酸微寒)　生姜三两(切,味辛温)　胶饴一升(味甘温)

右六味，以水七升，煮取三升，去滓，内胶饴，更上微火，消解，温服一升，日三服。呕家不可用建中汤，以甜故也。

《金匮要略·妇人杂病脉证并治,第二十二》：妇人藏躁，喜悲伤欲哭，像如神灵所作，数欠伸，甘麦大枣汤主之。

甘草小麦大枣汤方

甘草三两　小麦一斤　大枣十枚

右三味，以水六升，煮取三升，温分三服。亦补脾气。

还有一篇叫《柴胡加龙骨牡蛎汤治疗甲亢性心功能不全》。我还译过一篇叫《肾病综合征的汉方治疗》，是用补中治湿汤，实际上是四君子汤和平胃散去甘草加黄芪。

经方溯源

《伤寒论·辨太阳病脉证并治中》：伤寒八九日，下之，胸满烦惊，小便不利，谵语，一身尽重，不可转侧者，柴胡加龙骨牡蛎汤主之。

柴胡加龙骨牡蛎汤方

半夏二合（洗）　大枣六枚　柴胡四两　生姜一两半　人参一两半　龙骨一两半　铅丹一两　桂枝一两半（去皮）　茯苓一两半　大黄二两　牡蛎一两半（煅）

右十一味,以水八升,煮取四升,内大黄切如棋子,更煮一二沸,去滓,温服一升。

在读研究生三年期间,我个人看病的机会比较少,有一次我夫人单位有一个看门的老头的孙女患了雷诺氏综合征,手足冰凉,疼痛得厉害,我用当归四逆汤获得很好疗效,这老头多年还是"念念不忘"。其他虽然也治过一些病,但都不是从经方入手的,比如说用虎潜丸治疗痿证等。

经方溯源

《伤寒论·辨厥阴病脉证并治》:手足厥寒,脉细欲绝者,当归四逆汤主之。

当归四逆汤方

当归三两(辛温)　桂枝三两(辛热)　芍药三两(酸寒)　细辛三两(辛热)　大枣二十五个(甘温)　通草二两(甘平)　甘草二两(炙,甘平)

右七味,以水八升,煮取三升,去滓,温服一升,日三服。

若其人内有久寒者,宜当归四逆加吴茱萸生姜汤主之。

我在学校勤于写文章,曾发表过一篇文章是针对陈亦人教授在人民卫生出版社出版的《伤寒论求是》,非常有见解,我写的文章就是《人之愈深,得之愈真——陈亦人教授〈伤寒论求是〉读后》。

刘兴旺博士当时在南京读温病博士,他看到我书中的一句话"市场疲软,此书何以不疲软?"就记住了我。因为当时全国图书市场货卖不动,市场疲软一语成了热门话题。而陈亦人教授的书却很快脱销了。我这句话言外之意就是这本书写得很好。陈亦人教授送我的书还是他自留的一两本。所以我们写文章,要善于引用一些鲜活生动的语言。我还写过一篇文章叫《学问日进,老而弥坚——李克韶教授书文读后》。黄煌教授给我寄了他新出的《张仲景五十味药证》《中医十大类方》,读后有感而发,写成《药虽是旧,宏之惟新——读〈张仲景五十味药证〉》一文,发表在《中国中医药报》。尊重老师是我应该做的,更主要的是教授能把窗户纸捅破看问题。

那时候中医杂志比较少,因为我发表了一些文章,在学术界还是有一定影响的。所以现在我说"我这么多年淡出经方人的视野了"。在当时,《实用中医内科杂志》专门派编辑来找我当他们的业余编辑审稿。刘渡舟教授专门派他的两个女研究生到南京找我,可我当时太书呆子了,没有记清名字。我研究生毕业以后,有一次到北京,当时我们孙思邈研究所所长和我一起去找刘渡舟教授,请他作为我们孙思邈研究所的顾问。刘渡舟教授正好上门诊,围了一大圈学生,看的一个病是用小柴胡汤治疗肝病的。看完以后,我说:"刘老,我是从陕西来的,我叫王三虎。"老先生七八十岁的人一下子站起来脱口而出:"你的文章写得好。"这我绝对不是虚吹,我是说刘教授大家风范。经方中间有大家,有大人物,只有心胸宽阔,才能成为大家、大人物。还有我们陕西中医学院杜雨茂教授,当院长多年。我虽然不是毕业于陕西中医学院,也不是杜老师的研究生,但是杜老师对我非常好。我的校友张晓峰,从黑龙江中医学院毕业以后想留在西安、咸阳,因为他不认识人,我直接就找杜教授,杜老师答应了。虽然后来没有办成,我还是很感激的。以后我又给他联系到西安市中医医院,他现在是陕西名中医。前几年我还和杜老师的得意门生刘吉祥教授到他家里拜访过。当晚,杜老师一反常态的好谈,讲他得意的病例,领我们参观他的私人图书馆,赠送他的新著。在回来的路上,刘夫人张金艳说没见过杜老师说过这么多话。我说古人名言:"寒夜客来茶当酒,知音人听话偏长!"

总之,在我读《伤寒》、学经方的道路上,刘渡舟教授、陈亦人教授、宋立人教授、李克韶教授、杜雨茂教授、黄煌教授都是我非常好的伤寒前辈,我从他们身上学到了不少的东西。用司马迁的一句话讲就是:"高山仰止,大航行至,身不能至,心向往之。"我一直是用这句话自勉的。我要向他们一样有宽阔的胸怀,用"活到老学到老"的心态,为经方事业、为中医事业做出我应有的贡献。

第二章 青年梦——用经方

　　1988 年研究生毕业后进入第四军医大学，在西京医院中医科门诊，才真正意义上开始了我应用经方的阶段，也有了用经方这个锐利武器大干一场的梦想，常常为治好某一疾病的出奇制胜而梦中笑醒。当然，梦想很丰满，现实很骨感。临床的磨炼才开始呢。经过几年的锤炼，寒热错杂认识问题这一经方思路的不断应用为我的临床实践打开局面，为患者群的初步建立发挥了积极作用。说起来，我的家乡才是我经方事业的根据地。1999 年 7 月 30 日，我在家乡合阳县。一个 29 岁的小伙子，在饥饿生气的情况下大量吃西瓜、豇豆，导致腹痛难忍，进行性加剧，外科急诊，怀疑胃穿孔，剖腹探查，肠系膜上动脉综合征造成急性胃扩张。医生解释手术说，由于腹主动脉和肠系膜上动脉夹角太小，把十二指肠夹住了，下不去，手术是把肠子拉下来，处理后关腹。出院两天后复发，症状同前，保守治疗半月无效，医院诊断急性胃扩张，建议再次手术，行胃大部切除，家属不同意，寻求中医能不能解决问题。我也没把握，我的伯父王仰文是西医外科出身，所以同我一起去看。看了以后，伯父也认为不宜手术。当时患者腹胀脘甚，胃扩张横径超过 30 厘米，疼痛难忍，声音不足，形体消瘦，神疲乏力，大便三日未通，舌红苔黏腻，脉滑，属于湿热阻滞中焦，胃失和降，我用辛开苦降，燥

湿和胃,益气降逆的方法,简单说就是半夏泻心汤和平胃散。半夏
15 g,党参12 g,黄连12 g,生姜3 g,炙草5 g,苍术12 g,川朴15 g,
陈皮10 g,枳实20 g,竹茹12 g,代赭石20 g,炙黄芪50 g,升麻6 g,
白术12 g,云苓15 g,降香12 g,当归12 g,赤芍12 g。2 副,12 小时
1 副,水煎分2 次服。服药20 小时后,胀痛均消,大便得通,腹部平
软,欲食稀粥,苔黏腻稍减,继用原方3 副,平安出院,至今未再
复发。

　　1988—1994 年,我用半夏泻心汤基本不加减治疗胃炎,我们老
家的患者常带胃镜录像找我开药。一看往往是几个人同时看,还
是半夏泻心汤。随着阅历的增加,还有所加味的。首先是大枣要
不要用,如果按大枣甘不利于中满(痞),应该去,但是大枣汁液浓
厚,正是保护胃黏膜的药,正是抵制干姜等辛味药刺激的药,所以
不能去。炙甘草要不要去,也不能去,虽然甘容易中满,但是调和
中气也很重要,就是量不要大,这就是一个配伍的问题。还有一个
问题是党参还是人参,我主张内科杂病用党参,一般是6 g,15 g,
18 g,很少用到30 g。

　　在这个基础上,我一般治疗胃炎用半夏泻心汤,多半加连翘、
公英,因为这两味药都能疏肝和胃,都治疮痈,这多少有胃炎从痈
论治的思路。同时,如果咽喉不利,我非常注意咽喉炎和胃炎的密
切关系,往往加木蝴蝶12 g,因为木蝴蝶利咽、疏肝、和胃,一药三
用,非常合适。以胀为主的话,加枳实、厚朴;以痛为主,加元胡12
g,川楝子12 g。当疼痛范围扩大,向脐发展,我一般加高良姜和乌
药。如舌上干燥,脉弦,我一般用百合、香附为对药。此外,还有两
药值得注意。当归在治疗胃病上非常值得重视,很多人认为当归
养血和血,不不不,当归就是和胃的,当归建中汤就是例子,当归的
作用比较多。桂枝和胃气降逆,散寒疏肝都非常有好处。这是我

基本的加减法。这是讲的半夏泻心汤。

还有大家熟悉的小柴胡汤,中医界人人都知道,日本的中医就爱用小柴胡汤。好多人一辈子就是小柴胡汤先生。陕南有一个老中医叶锦文出了一本书叫《小柴胡汤的临床应用》,他一辈子就是用小柴胡汤成为名医的。我要说的是,小柴胡汤能治这么多病,能让医生成为名医,必然有它的道理。但是我认为以前的解释都不能令人信服。我的理解,最主要的是小柴胡汤梳理三焦气机,因为手少阳三焦经,小柴胡汤就是手少阳主方啊。梳理了三焦气机,五脏六腑无所不包,所以一方治多病,可以理解嘛。这是一个原因。第二个原因,小柴胡汤 7 味药,寒热并用,补泻兼施,表里双治,升降同调,没有比它配伍更妙的方子了。在临床上,大家和我一样喜欢用小柴胡汤,不说常规的,说一个有代表性、轰动效应的例子。1998 年除夕下午,我村一名小伙子在县医院病危,当天晚上就找到我把我叫到县医院,诊断为急性肾炎合并肾衰竭,主张马上转西安进行血透。我同意,但是认为在年关转院时间不合适,宜先开 3 副中药吃着,到初四再和我一起去西安。当时患者颜面略红而浮肿,精神困倦,头晕眼花,恶心呕吐,食欲不振,小便黄赤,大便干燥,三日未解,舌红苔薄黄,脉滑数,尿常规:蛋白＋＋,隐血＋＋,可见颗粒管型,尿素 34,肌酐 356。我辨证为:风水,水热互结,三焦不利,毒邪蓄积,导致关格;法当清热行水,疏理三焦,通便排毒。用的是小柴胡汤、五苓散和苏叶黄连汤加味。柴胡 12 g,黄芩 12 g,半夏 12 g,生姜 6 g,竹茹 12 g,猪苓 15 g,泽泻 15 g,白术 15 g,茯苓 30 g,苏叶 10 g,黄连 10 g,车前子 12 g(包),马鞭草 15 g,大黄 10 g,生牡蛎 30 g,半边莲 30 g,白茅根 30 g。4 付,水煎服,每日 1 付,早晚分服。小柴胡汤好理解、五苓散也好理解,因为有水肿嘛,苏叶黄连汤就是升清降浊治疗关格的有效方药,再加上车前子、马鞭草、大黄、牡蛎、半边莲、白茅根。结果初四早上，小伙子好了。吃了这个药，他每天肾功下降，现在正常了。结果院长来了说，你是合阳人民的骄傲，这一年我 40 岁。这个病人住了四五天就出院了，后来到西安找过我一次，这么多年没复发。

我记得在一次我们渭南中医学校同学聚会上，我说了我的一些验案，我的同学、现在的延安市名中医郭平问我，你为什么想起这样用，而一般人想不出呢？我说我读的书不比别人少，而我也不比别人笨。现在看来那是年轻气盛锋芒毕露的过激之辞。我并不太聪明，当年没上过本科，下棋远不如我四个弟弟。关键是我抱住经方，抱住了张仲景这棵大树，大树底下好乘凉呗。我从渭南中医学校毕业 20 年，我们学校的老师、家属找我的非常少。因为学生吗，哪个老师都比你起强。2000 年左右，有个有意思的例子。我们学校有个老师找我，他爱人神经性呕吐，在唐都医院住院，去年就是这个病，用遍所有止吐药，所有止吐方剂，以为自家是医生，家里开药房，当地医生看遍无效。去年到唐都医院花了 2000 元住院治好了。今年一发病，还是本地医药无效，只得拿了 2000 元去医院，说要 4000 元。问我怎么解决这问题。我说吃中药呗。他用自行车把他爱人推到我家。他爱人皮包骨头，瘦弱不堪，少气懒言。到我家就在我家的大沙发上睡着了。我们吃饭，她夫人吃不成。吃完饭再说怎么看病。我基本上还是认为肝胃不和，三焦气机不利，胃失和降，寒热错杂，小柴胡汤和半夏泻心汤，结果服药后好了。丁老师说王三虎两付药给我省了 4000 元，使我在母校有了点脸面。

我有一个亲属，在临近中考时，突然幻听，老觉得有人叫他，上课常听见有人叫而走出教室，结果没人。当地医生看，说得看精神科。我打电话问她是不是月经来了没干净，她说：是啊，月经淋漓不断,不干净。怎么辨证,幻听我没遇到过,我只知道热入血室,因为正值月经前后,邪热侵入血室,可以见很多症状,张仲景说"昼日明了,暮则谵语,如见鬼状者"("妇人伤寒发热经水适来,昼日明了,暮则谵语,如见鬼状者,此为热入血室,无犯胃气及上二焦,必自愈")。那是极端情况,幻听只是这种情况的不同表现形式且比较轻微而已。我把方子发过去。只吃了一付,第二天就没这症状了。同学知道后发短信说我是"真正神医"。我不是神医,张仲景才是神医。

经方溯源

《伤寒论·辨太阳病脉证并治中》《金匮要略·妇人杂病脉证并治第二十二》:妇人中风,发热恶寒,经水适来,得之七八日,热除而脉迟身凉,胸胁下满,如结胸状,谵语者,此为热入血室也,当刺期门,随其实而泻之。

妇人中风,七八日,续得寒热,发作有时,经水适断者,此为热入血室,其血必结,故使如疟状,发作有时,小柴胡汤主之。

妇人伤寒发热,经水适来,昼日明了,暮则谵语,如见鬼状者,此为热入血室。无犯胃气及上二焦,必自愈。

《伤寒论·辨阳明病脉证并治》《金匮要略·妇人杂病脉证并治第二十二》:阳明病,下血谵语者,此为热入血室,但头汗出,当刺期门,随其实而泻之,濈然汗出者愈。

还有,小柴胡汤,我平时大量用于治疗乙肝。乙肝人群庞大,怎么对待病毒携带者?我的观点是吃药比不吃好,不一定都能彻底清除病毒,使抗体产生,但是中药有保肝减毒的作用,某种意义上讲,可以使一部分人达到保肝解毒、消除症状的效果。长期服药,能防止病情进一步转化,个别病人也可产生抗体,永久免疫。我当时到北京,见过刘渡舟教授用这个方子。我多少是学他的,加贯众、土茯苓、女贞子、丹参、黄芪、茯苓。用这个方子,把我的隔得很远的亲戚的亲戚治好的大有人在。我就是这样由村、镇、县、市不断发展患者群的。

　　患者群建立的另一个有效途径,是在本单位、同行之间,在内行之间树立威信,取得他们的信任和支持。这一点我介绍一个我在一次讲演中的案例:我们家乡有个李医生,他比我大,他妻子乙肝,肝硬化,舌头上有黑豆大的瘀血块。他也用药,县上的医生都看遍,蜈蚣、全蝎什么都用,量也越加越大,就是消不掉瘀血块。在这种情况下,来找我看病。我用小柴胡汤加六味地黄汤、一贯煎。我们的活血化瘀方法已经泛滥,但是养阴活血,养血活血,滋阴活血这个思路知道的人少。服药一个月后舌上瘀斑消失,症状大减,令他佩服,后来介绍了好多病人。年龄更大些的王医师的妻子也是肝硬化,已经到了晚期,腹水黄疸,在西安住了至少 3 次以上医院,效果不好。这个病人我除了用柴苓汤以外,还有柴胡桂枝干姜汤、猪苓汤。我认为她是由阳黄到阴黄的转化,脾肾阳虚,阴虚水停。结果在我这里治疗了三四年,病情稳定。其后,王医师给我介绍的病人超过百人。还要收集我在各村散落的处方,进行归类整理,很有古人之风。这就是我说的当一个内行推荐的时候,含金量就很高,在本医院宣传自己的方法,实际上是为病人提供了一个更好的选择线路。我今天晚上在这里热情洋溢地讲也有这个意思,如果通过我的讲演,使大家有所收获,以后全国各地的青年医师,遇到疑难病症,在自己还没有把握或效果不好的时候和我商讨,临床对阵,具体分析,现讲现学,效果可能会更好。

《伤寒论·辨太阳病脉证并治下》：伤寒五六日，已发汗而复下之，胸胁满，微结，小便不利，渴而不呕，但头汗出，往来寒热心烦者，此为未解也，柴胡桂枝干姜汤主之。

柴胡桂枝干姜汤方

柴胡半斤（苦平）　桂枝三两（去皮，味辛热）　干姜三两（辛热）　栝蒌根四两（苦寒）　黄芩三两（苦寒）　牡蛎二两（熬，咸寒）　甘草二两（炙，味甘平）

右七味，以水一斗二升，煮取六升，去滓，再煎，取三升，温服一升，日三服。初服微烦，复服汗出，便愈。

《伤寒论·辨阳明病脉证并治》：若脉浮发热，渴欲饮水，小便不利者，猪苓汤主之。

猪苓汤方

猪苓（去皮，甘平）　茯苓（甘平）　阿胶（甘平）　滑石（碎，甘寒）　泽泻（甘咸寒）各一两

右五味，以水四升，先煮四味，取二升，去滓，内下阿胶烊消，温服七合，日三服。

阳明病,汗出多而渴者,不可与猪苓汤,以汗多胃中燥,猪苓汤复利其小便故也。

阳明病,发潮热,大便溏,小便自可,胸胁满不去者,小柴胡汤主之。

阳明病,胁下硬满,不大便而呕,舌上白胎者,可与小柴胡汤。上焦得通,津液得下,胃气因和,身濈然而汗出解也。

阳明中风,脉弦浮大而短气,腹都满,胁下及心痛,久按之气不通,鼻干不得汗,嗜卧,一身及面目悉黄,小便难,有潮热,时时哕,耳前后肿,刺之小差。外不解,病过十日,脉续浮者,与小柴胡汤。

《伤寒论·辨少阴病脉证并治》:少阴病,下利六七日,咳而呕渴,心烦,不得眠者,猪苓汤主之。

《金匮要略·藏府经络先后病脉证第一》:师曰:五藏病各有所得者愈,五藏病各有所恶,各随其所不喜者为病。病者素不应食,而反暴思之,必发热也。夫诸病在藏,欲攻之,当随其所得而攻之,如渴者,与猪苓汤。余皆仿此。

《金匮要略·消渴小便不利淋病脉证并治第十三》:若脉浮发热,渴欲饮水,小便不利者,猪苓汤主之。

在第四军医大学工作 17 年,我有两个成药应用于临床,利水消肿胶囊和治疗乳腺癌的二贝母胶囊。今天先说利水消肿胶囊。因为水肿作为我们中医内科的一个病,有很多证型,但是作为功能性水肿在临床上怎么治是一个需要探索的课题。所谓功能性水肿,就是查不出器质性问题,但是浮肿,尤其是以下肢肿为主。这一种病在亚健康状态中非常常见,怎么治呢?我的基本观点是,参考小柴胡汤疏利三焦,疏通水道,结合五苓散化气行水的作用,再加上黄芪组成利水消肿胶囊,大约是二十年前应用于临床,当时是经过兰州军区批准的。利水消肿胶囊经过军队的院内制剂批号，西京医院一直用到现在，疗效比较稳定，也没什么副作用，许多功能性水肿患者服用以后效果显著，足见我们抓住了经方，尤其是小柴胡汤和五苓散合方，取得了确实的效果。当然在我从事肿瘤专科以后，对于恶性胸腹水我也常常推荐这个药。

经方溯源

《伤寒论·辨太阳病脉证并治下》：太阳病，发汗后，大汗出，胃中干，烦躁不得眠，欲得饮水者，少少与饮之，令胃气和则愈。若脉浮，小便不利，微热消渴者，与五苓散主之。

五苓散方

猪苓十八铢（去皮，味甘平）　泽泻一两六铢半（味酸咸）　茯苓十八铢（味甘平）　桂半两（去皮，味辛热）　白术十八铢（味甘平）

右五味为末，以白饮和，服方寸匕日三服，多饮暖水，汗出愈。

发汗已，脉浮数，烦渴者，五苓散主之。

伤寒汗出而渴者，五苓散主之。不渴者，茯苓甘草汤主之。

中风发热，六七日不解而烦，有表里证，渴欲饮水，水入则吐者，名曰水逆。五苓散主之。

《金匮要略·痰饮咳嗽病脉证并治第十二》：假令瘦人脐下有悸，吐涎沫而癫眩，此水也，五苓散主之。

《金匮要略·痰饮咳嗽病脉证并治第十二》：脉浮，小便不利，微热消渴者，宜利小便发汗，五苓散主之。

渴欲饮水,水人则吐者,名曰水逆,五苓散主之。

　　我当年在西京医院中医科门诊的时候碰到一个这样的病例——产后尿失禁,用多种方法效果不好。我对这种疑难病症常常是采取反复寻找战机,寻找辨证的着眼点。在详细的询问下,发现大便干结、大便不通是值得重视的信息,我想通便就是解决小便问题的有效途径。因为张仲景在"三承气汤"条文中也说过"小便数者,大便必硬",就是用小便次数多来判定是不是有燥屎,是不是成为可下证的一个指标。我想这个时候的小便数不仅仅是小便次数多,它和尿失禁就有了联系,有可能是因为大便的刺激,因为大便和小便神经传导线路差不多,大肠的刺激误传到掌管膀胱括约肌的地方,造成了尿失禁。结果用麻子仁丸取得了非常显著的效果。这个我1992年曾作为病案发表了文章(其后杨子玉补充:这篇论文被收入姜建国主编的国家"十一五"规划教材《伤寒论》中)。陈明、张印生主编的《伤寒名医验案精选》也收录了我这个医案。

经方溯源

　　《伤寒论·辨阳明病脉证并治》:趺阳脉浮而涩,浮则胃气强,涩则小便数,浮涩相搏,大便则硬,其脾为约,麻子仁丸主之。

麻子仁丸方

麻子仁二升(甘平)　　芍药半斤(酸平)　　枳实半斤(炙,苦寒)

大黄一斤(去皮,苦寒)　　厚朴一斤(炙,去皮,苦温)　　杏仁一斤

（去皮尖，熬，别作脂，甘温）

右六味，为末，炼蜜为丸，桐子大，饮服十丸，日二服，渐加，以知为度。

　　这么多年我自认为对中医内科做出的一个贡献，就是结肠曲综合征的中医诊疗思路。胁下胀痛或胁下胀满，病人常常是以这种主诉来找我们看病的，但是大多数的中医不等号脉就知道肝气郁结，情绪不畅，用四逆散、逍遥散之类，基本上是没有看对这个病。经过我多年的观察，我发现一般的胸胁胀满、胸胁胀痛才是四逆散、逍遥散证，而胁下胀痛是西医所谓的"结肠曲综合征"，因为结肠肝区、结肠脾区结肠要拐弯，所以就容易引起一些炎症，但是因为它管道比较粗，不容易像阑尾那样堵得明显，所以就常常出现了这种问题。阑尾炎是因为阑尾太细了，症状比较剧烈，大家都知道，而"结肠曲综合征"常常被大家忽略。胀啊、痛啊，病人也说不清楚。西医也发现25%的"结肠曲综合征"中有阑尾压痛，或者说当你压结肠肝区或结肠脾区的时候阑尾部分也有疼痛，这就是我们辨证的要点。说到这里，其实这个病就是大黄牡丹皮证，大黄牡丹皮直接通腹、清肠，效果非常快，也非常好。我们用的理气疏肝的药，你说没效吧，似乎也有效，但是治不了病，因为不是同一经的病嘛。当年我发表了文章专门说了这个事。随着阅历的增加，我逐渐觉得"结肠曲综合征"已经不简单地只是大黄牡丹皮汤了，至少有十分之一的病例是薏苡附子败酱汤，就是说湿热导致肠道壅结，腑气不通占十之八九，而寒湿或者湿热与寒热并见占十之一二，它的表现除了症状上有矛盾（说热又像有寒，说寒又像有热）以外，还有一个就是舌苔白厚黏腻，大便或溏或硬，或者是硬中有稀，稀中有硬，或腹泻与便秘交替出现，这就是辨证要点。

《金匮要略·疮痈肠痈浸淫病脉证并治第十八》:肠痈之为病,其身甲错,腹皮急,按之濡,如肿状,腹无积聚,身无热,脉数,此为腹内有痈脓,薏苡附子败酱散主之。

薏苡附子败酱散方

薏苡六十分　附子二分　败酱五分
右三味,杵末,取方寸匕,以水二升,煎减半,顿服。(小便当下)

肠痈者,少腹肿痞,按之即痛,如淋,小便自调,时时发热,自汗出,复恶寒。其脉迟紧者,脓未成,可下之,当有血。脉洪数者,脓已成,不可下也。大黄牡丹汤主之。

大黄牡丹汤方

大黄四两　牡丹一两　桃仁五十个　瓜子半升　芒硝三合
右五味,以水六升,煮取一升,去滓,内芒硝,再煎沸,顿服之,有脓当下;如无脓,当下血。

大家知道面部痤疮、青春痘是非常让人尤其是青年朋友苦恼的一个问题。记得王欢上大学期间的一个同学就是面部痤疮、手脚冰冷找我看的,我把她这个病看了以后说"王欢,把《伤寒论》打开,第350条,伤寒脉滑而厥者,里有热,白虎汤主之。"阳明病,面和色赤,面赤就是阳明经证的表现,何况阳明经行面部,所以它也常见于年轻人,我认为她是阳明热盛的表现,用白虎汤,尤其是她又有手脚冰冷,正好是热邪不能外达的表现,用这个方子不但解决了她同学的问题,还治好了好多人,甚至有时候病人直接找王欢看,王欢很谦虚地说"师傅在这里呢",她指的是我在跟前。令我很有成就感。这个方法的疗效是可以肯定的,但在用的时候,我常常加白芷 12 g、连翘 20 g,有脓头的时候加紫草、野菊花、金银花,有瘢痕的加丹参、赤芍,这也是我讲的白虎汤的新用。

经方溯源

《伤寒论·辨太阳病脉证并治下》:伤寒脉浮滑,此表有热、里有寒,白虎汤主之。

白虎汤方

知母六两(味苦寒) 石膏一斤(碎,味甘寒) 甘草二两(甘温) 粳米六合(味甘平)

右四味,以水一斗,煮米熟,汤成,去滓,温服一升,日三服。

《伤寒论·辨阳明病脉证并治》:阳明病,面合赤色,不可攻之,必发热色黄,小便不利也。

三阳合病,腹满身重,难以转侧,口不仁而面垢,谵语遗尿。发汗则谵语,下之则额上生汗,手足逆冷。若自汗出者,白虎汤主之。

《伤寒论·辨厥阴病脉证并治》：伤寒脉滑而厥者，里有热也，白虎汤主之。

肿瘤－阳光论坛开通，给我推开了一扇大门，认识了许多高人。《四川中医》编辑部邬宏嘉医师认为《伤寒论》176 条："伤寒，脉浮滑，此以表有热里有寒，白虎汤主之"这一条是素体阳虚之人患白虎汤证，所以说："表有热里有寒，"一语道破天机，了却诸多阙疑。邬医师说他是给爱人看病中受到启发的，这正如毛主席所说的："一切真知都是从直接经验发源的。"张仲景来源于实践，如实描写了真知。邬医师来源于实践，直接揭开了真相。他之所以能顿悟，不是他实践一定很多，而是他能带着问题学习，善于思考罢了。

记得大约十五年前左右，我到渭南出诊，伯父表弟的女婿得了哮喘，持续住院 15 天，三次院内会诊解决不了问题，三次抬到救护车上都没有走成，担心到不了西安。在这种情况下，恳请我伯父找到渭南把我接回去给看这个病。当时我 40 岁不到，在这个风口浪尖上对我也是一个考验。我去了以后得知医院的内科主任也是改革开放后第一届考上大学的。我说："你是学长应该听你的。"他倒很客气地说："你的经验丰富、名气大。"我看了三次会诊的病历，从最初开始按热哮辨用越婢加半夏汤，一直到我去没有改过方子，没有人对其提出异议，我看了病人以后，面色晦暗，大汗淋漓，情绪烦躁，气短不足以息，唇红，舌质红，舌苔花剥，脉弦数。我说："热哮是对的，但他是肝火犯肺，那要用黛蛤散，在上气不接下气，几乎阴阳离绝、肾不纳气的情况下不用人参蛤蚧散是不行的，何况他本来就是哮喘，这就是射干麻黄汤证。"实际上我就用黛蛤散、人参蛤蚧散、射干麻黄汤三个方子合用，我记得非常清楚的是用了 60 g 小麦,为什么?养心除烦。在这种濒临死亡的情况下,病人性情非常急躁恐惧,这个小麦确实发挥了作用。回到西安后,第二天电话就打过来了,说吃了药当晚就有效,方子没有变,五天还是七天就出院了。这是个二十七岁的小伙子,家离我老家的村子只有1.5公里,所以为我在附近建立患者群发挥了重要的作用。这个小伙子现在还健在,以后再没有类似问题,这是我讲的急重症之一,也曾经作为急重症医案之一报道过。

还有,这是在前几年,一个亲戚的亲戚找到我家,因为是这种关系,我就一反常态,非常不耐烦地说:"你说吧。"结果她几乎能滔滔不绝地说近两个小时。"……到哪里看不好,……到哪里看不好",说完我说"你这啥病啊",她说"哮喘",我说"你说你哮喘,怎么就叫哮喘?"她说"我就是哮喘",我说"正因为你说你是哮喘,人家教授就给你开治喘的药,所以治不好。你自己觉得气短,这是短气啊,《金匮要略》上就有胸痹心痛短气病,你这就是短气病,你为什么硬说是哮喘呢",说到这里我就知道机会来了,我说"王欢,你把《金匮要略》打开,上面就有'胸痹,胸中气塞,短气,茯苓杏仁甘草汤主之,橘枳姜汤亦主之。'"实际上,张仲景是把上焦肺气不宣的用茯苓杏仁甘草汤,中焦胃气不宣的用橘枳姜汤,她现在这种短气我们很难判定是上焦还是中焦,反正加起来只有五种药,我们就用原方好了,把这两个方子用在一起,五种药,六付。第二个月我回来后,她又来了,我问"怎么样?"她答:"好了,就吃你那六付药就没事了。"我问:"没事你找我干啥?"她说教授给她开的那些进口的止喘药怎么办?我说:"这是我管的吗?这又不是我让你买的。"这是开玩笑的话。由于受这个启发,我在柳州,以至到最近,还用同样方法治了不少这个病。短气就是一个病,张仲景也讲了"平人无寒热,短气不足以息者,实也。"我认为短气病就是介于疾病和健康之间的一个亚健康状态,我们也有很好的病例写成文章了,有待发表。

《金匮要略·胸痹心痛短气病脉证并治第九》:胸痹,胸中气塞,短气,茯苓杏仁甘草汤主之,橘枳姜汤亦主之。

茯苓杏仁甘草汤方

茯苓三两　杏仁五十个　甘草一两
右三味,以水一斗,煮取五升,温服一升,日三服(不瘥,更服)。

橘枳姜汤方

橘皮一斤　枳实三两　生姜半斤
右三味,以水五升,煮取二升,分温再服。

讲一个在我母亲身上成方,其后得到反复验证的加味瓜蒌薤白半夏汤证。大家都知道,治疗冠心病,张仲景的瓜蒌薤白半夏汤非常知名,但是我觉得自上世纪八十年代活血化瘀风靡全国,以至现在泛滥成灾的时候,我们大家似乎觉得瓜蒌薤白半夏汤的力度不够,重视程度也就不够了。我在四医大这十几年时间我母亲也在,她的高血压、冠心病基本上是通过我的中药治疗的,没有用过西医方法。感觉不舒服了就吃我治疗冠心病的这个成方,以至多少年没进过医院。我到柳州以后,正好有一年春节没有回去,结果家里打电话,说我母亲心脏病犯得很重,可能与很长时间没吃这个方子有关。我说那赶紧到县医院住院,住院以后我把方子发过去,把中药吃上,该打的针让医生处理。结果三天以后就出院了。主管医生说:"这个老太太的心电图怎么变化这么快啊?"实际上他们不知道是吃了我的中药。前几年我舅在我们县医院住院,也是心脏病,叫我回去看,见到后他说:"十二年前你给我开了个方子,我这冠心病十二年都没犯,现在犯了,我看还是要吃你的药。"我把药开了后就到柳州去了。结果他家里人说住院吃中药不方便,就没有吃。第二个月,表哥又打电话了,说:"还是不行,心绞痛一天犯几次,医院让到西安去做支架。"但是我表弟经过调查认为这个支架不能放,好多人放了后一两年又出现问题,又问我怎么办,我问:"中药呢?"他说:"没有吃,因为住院不方便。"我说:"可以代煎啊。"结果马上开始吃我的中药,吃上药后三天就出院了。为什么能取得这样的效果?事实上,不仅仅是瓜蒌薤白半夏汤,我是在瓜蒌薤白半夏汤基础上加生脉散、冠心二号,这三个方子合方的,但是还是以瓜蒌薤白半夏汤为主。我认为冠心病尤其是难治的冠心病,病机复杂,不但有痰浊痹阻,心阳不振,更主要的是还有心的气阴两虚存在,所以合生脉散,党参、麦冬、五味子这三味药非常重要,还有冠心二号,赤芍、川芎、红花、降香、丹参。另外,大约2004年左右,我一个同学的母亲在西安市中心医院住院,凌晨三点尿不下,在泌尿外科好长时间解决不了问题。他母亲想到我,要让我治。为什么想到我?因为他家里好几个人都是我治好的,其中我同学他姐得的病是叫神魂分离,人在这里,心却在另外的地方,我是用柴胡加龙骨牡蛎汤治好的。我去看了以后,觉得凌晨尿不下,这是肾阳虚,肾气功能差,肾主二便的功能失司,金匮肾气丸证。更主要的是年高体弱,形体肥胖,胸阳不展,气阴两虚,瘀血痹阻。

我实质上是在上面说的那三个方子的基础上合八味肾气丸,果然取得了明显的效果,没过几天就出院了。

经方溯源

《金匮要略·胸痹心痛短气病脉证并治第九》:师曰:夫脉当取太过不及,阳微阴弦,即胸痹而痛,所以然者,责其极虚也。今阳虚知在上焦,所以胸痹、心痛者,以其阴弦故也。

平人无寒热,短气不足以息者,实也。

胸痹之病,喘息咳唾,胸背痛,短气,寸口脉沉而迟,关上小紧数,瓜蒌薤白白酒汤主之。

瓜蒌薤白白酒汤方

瓜蒌实一枚(捣)　薤白半斤　白酒七升

右三味,同煮,取二升,分温再服。

胸痹不得卧,心痛彻背者,瓜蒌薤白半夏汤主之。

瓜蒌薤白半夏汤方

瓜蒌实一枚　薤白三两　半夏半斤　白酒一斗

右四味,同煮,取四升,温服一升,日三服。

胸痹心中痞,留气结在胸,胸满,胁下逆抢心,枳实薤白桂枝汤主之;人参汤亦主之。

枳实薤白桂枝汤方

枳实四枚　厚朴四两　薤白半斤　桂枝一两　瓜蒌实一枚(捣)

右五味,以水五升,先煮枳实、厚朴,取二升,去滓,内诸药,煮数沸,分温三服。

人参汤方

人参　甘草　干姜　白术　各三两

右四味,以水八升,煮取三升,温服一升,日三服

胸痹缓急者,薏苡附子散主之。

薏苡附子散方

薏苡仁十五两　大附子十枚(炮)

右二味,杵为散,服方寸匕,日三服。

心中痞,诸逆心悬痛,桂枝生姜枳实汤主之。

桂枝生姜枳实汤方

桂枝三两　生姜三两　枳实五枚

右三味,以水六升,煮取三升,分温三服。

心痛彻背,背痛彻心,乌头赤石脂丸主之。

乌头赤石脂丸方

蜀椒一两(一法二分)　乌头一分(炮)　附子半两(炮)(一法一分)　干姜一两(一法一分)　赤石脂一两(一法二分)

右五味,末之,蜜丸如梧子大,先食服一丸,日三服(不知,稍加服)。

麻子仁丸作为习惯性便秘的一个常用的方剂,它的疗效并不十分令人满意,所以便秘,尤其是习惯性便秘仍然是我们临床上非常棘手的一个问题。大家都知道,麻子仁丸证,胃强脾弱,脾不能为胃行其津液,我觉得这个问题的症结在于麻子仁丸中对胃强的干涉太少,除了大黄直接通便以外,泻胃的药没有,所以我近年来应用麻子仁丸,必须加生石膏 40～50 g,直接泻胃火,因为胃火才是便秘的重要原因。大家好像很难理解胃火怎么使大便秘结,认为应该是大肠啊,手阳明大肠经、足阳明胃经都是阳明经的,石膏泻胃火就是直接通便的。当然张仲景《伤寒论》承气汤条文中也讲到了"胃中必有燥屎五六枚",显然不是说胃中的燥屎,但是从这句话中我们看出胃与大肠同属阳明是多么重要。除过在麻子仁丸中加生石膏我认为是对经方的少许发展以外,我还要提醒大家麻子仁丸中白芍的重要意义。白芍正如我们大多数人知道的,教材上讲的,都与通便无关,其实白芍是非常好的通便药。首先,白芍是利小便的药,比如说,小青龙汤、真武汤都有白芍;其次,白芍也是通大便的药,这个有根据,《伤寒论》第280条"太阴为病,脉弱,其人续自便利,设当行大黄、白芍者,宜减之,以其人胃气弱,易动故也",也就是说太阴病用药常容易拉肚子,这时候用大黄、芍药的话宜减量。试想,容易引起腹泻的问题上把芍药和大黄相提并论,难道不是非常明确地说明它的通便作用吗?所以当我们面对大便秘结问题苦恼的时候,白芍,尤其是白芍和甘草相配伍,能起到"增水行舟"的作用,能减少大黄的用量,减少大黄的副作用。

前面我讲的冠心病用瓜蒌薤白半夏汤、生脉散、冠心二号,既通心阳又养心气阴,还能活血化瘀,这个已经是比较复杂的配伍。实际上慢性病尤其是冠心病病机本身就复杂,我们在治疗慢性病、疑难病的时候,不要把问题太过简单化。当我们化痰的时候,一定要防止伤阴。当我们攻邪的时候,一定要防止伤正。当我们以活血化瘀为主的时候,要考虑到病机有痰瘀互结的可能。初学者用对症的方子可能取得很好的效果,但就整个病程来看,要在病情的不同阶段都能取得好的效果,就要有比较复杂的思维方式。这就是辨病中辨病情、病程的意义了,不是辨证能代替的。

桂枝汤作为《伤寒论》的第一个方剂,滋阴和阳,调和营卫,解肌祛风,历代医家给予非常高的评价。对于虚人感冒、热像不明显,自汗者就可以用桂枝汤,但是,直接用原方的人很少。我在第四军医大学的时候,我们教研室有个教授的夫人是实验室工作人员,她一碰到刺激性气味就咳嗽,多年解决不了。我考虑到她有自汗,热象不明显,用的是桂枝加厚朴杏子汤,药味很少,量也不大,没有用几副这个问题就得到解决了。张仲景说"喘家作,桂枝汤加厚朴杏子佳",并不是说我们用的时候只有喘才能用,这就有点活用的意思了。我上中专的夫妻同学有次打电话说他的妹妹红斑狼疮3年,在三甲医院治疗效果非常差,好多问题解决不了,让我给看。当时还是网上视频的方式,她的症状非常复杂,寒热虚实、阴阳表里无所不有,因为是视频,没有脉象,也很难把握。在这种情况下，我以执简驭繁的方式用桂枝汤调和营卫，滋阴和阳，其他什么都不用，这样我也好有所观察，结果最常见的桂枝汤疗效却非常明显，通过桂枝汤逐步解决了好多问题，我也让她不要急于求成，不要过多地追究某个小症状的改善，要从整体上看体质改善了没有，症状减少了没有。这样把握全局，对复杂疾病而言，就是能否把握主次，非常重要。

经方溯源

《伤寒论·辨太阳病脉证并治上》：太阳中风，阳浮而阴弱。阳浮者，热自发；阴弱者，汗自出。啬啬恶寒，淅淅恶风，翕翕发热，鼻鸣干呕者，桂枝汤主之。

桂枝汤方

桂枝三两（去皮，味辛热）　芍药三两（味苦酸，微寒）　甘草二两（炙，味甘平）　生姜三两（切，味辛温）　大枣十二枚（掰，味甘温）

右五味，（口父）咀。以水七升，微火煮取三升，去滓，适寒温，服一升。服已须臾，啜热稀粥一升余，以助药力，温覆令一时许，遍身，微似有汗者益佳，不可令如水流漓，病必不除。若一服汗出病差，停后服，不必尽剂；若不汗，更服，依前法；又不汗，后服小促役其间，半日许，令三服尽；若病重者，一日一夜服，周时观之。服一剂尽，病证犹在者，更作服；若汗不出者，乃服至二三剂。禁生冷、黏滑、肉面、五辛、酒酪、臭恶等物。

太阳病，头痛发热，汗出恶风者，桂枝汤主之。

太阳病，下之后，其气上冲者，可与桂枝汤。方用前法。若不上冲者，不可与之。

太阳病三日，已发汗，若吐，若下，若温针，仍不解者，此为坏病，桂枝不中与之也。观其脉证，知犯何逆，随证治之。桂枝本为解肌，若其人脉浮紧，发热汗不出者，不可与之也。常须识此，勿令误也。

若酒客病，不可与桂枝汤，得汤则呕，以酒客不喜甘故也。

喘家作桂枝汤，加厚朴杏子佳。

凡服桂枝汤吐者，其后必吐脓血也。

太阳病，初服桂枝汤，反烦不解者，先刺风池、风府，却与桂枝汤则愈。

《伤寒论·辨太阴病脉证并治》：太阴病脉浮者，可发汗，宜桂枝汤。

《金匮要略·妇人妊娠病脉证治第二十》：师曰：妇人得平脉，阴脉小弱，其人渴，不能食，无寒热，名妊娠，桂枝汤主之。于法六十日当有此证，设有医治逆者，却一月，加吐下者，则绝之。

说到太阳病我们知道还有一个方子叫葛根汤，《伤寒论》中讲的是"太阳病，项背强几几，无汗，恶风者，葛根汤主之"。太阳表实证有"项背强几几"的表现，大家可能觉得怎么念"jiji"，不是念"chuchu"吗，讲到"几几"这两个字，因为古人写字的不准确，后人也不知道怎么念，就把它念成"chuchu"，事实上是不准确的。因为张仲景是河南人，河南人形容有些身体不适情况的时候，比如说"胀不几几"、"酸不几几"，而葛根汤证项背"强背强几几"完全是当时的语言。如果简单地用葛根汤，那我们现在就没什么要说的了,我是用葛根汤治疗颈椎病,或者说取葛根汤的意治疗颈椎病的。这个还有个故事。大约2000年左右,我刚学会计算机打字,有人给我安了一个3D CS,打枪的,我觉得太划算了,不用掏钱买武器,打死人也不偿命,一段时间整天在那打游戏,不亦乐乎。结果没过多长时间颈椎病出现了,睡下不能起来,一起来头晕了,一会就好了,但是又不敢躺下,一躺下就头晕了,这种体位性眩晕比较明显,我开玩笑或者自嘲地说看来吃不了新麦了,意思是说这个病真还有点麻烦,性命堪忧啊。拍片子也提示不出什么问题,实际上是环枢小关节的错位。怎么办呢?没有现成的,只能自己想办法。我首先想到的是葛根汤。葛根是主要的,缓解项部挛急,祛风散寒,因为在这种情况下往往与风寒入中,太阳经脉不利有关;其次,芍药、甘草都是葛根汤中的药,芍药甘草汤缓解挛急,这三种药再加上威灵仙缓解挛急,就是说解除软组织、肌肉的挛急非常必要,因为往往是软组织的拉力不平衡造成颈椎病的。现在流行的方法是"吊",是硬拉开使椎间盘得到恢复。我们用缓解挛急的这四味药使肌肉松解,椎间盘各归其位,可能要比"吊"高明些。同时我考虑到病因中还是有椎间盘弹性差的原因,要不然年轻人中间得这种病的人为什么少,到了四十岁以后慢慢就多了。肝肾亏虚,筋骨的功能受到影响,落实到椎间盘就是筋骨弹性差的集中体现。这种筋骨失养、弹性差再伴随着软组织的痉挛、压力不均往往就压扁了,椎间盘突出,压迫血管,影响血液运行,颈椎病的头晕出现了。补肾壮骨强筋用的是龟板、骨碎补这两味主药来增强椎间盘弹性,缓解软组织痉挛,恢复椎间盘弹性,同时我还加了赤芍、丹参,因为四十岁以后,血液黏稠,头晕也与血管受压迫,血行不畅有关系,所以在上述基础上加赤芍、丹参,偶尔也加天麻、半夏化痰祛风,有祛风活血、化痰祛风、补肾壮骨的功效,这就成为葛根汤的新的发展,

第二章 青年梦——用经方

也就可以叫做新拟葛根汤。3剂药,吃到第3剂的时候,咯噔一下,头晕好了。我喜出望外,看来这个经方没有白学啊。

新方亮相

新拟葛根汤方

组成:葛根30 g,威灵仙30 g,白芍30 g,甘草12 g,龟板30 g,骨碎补30 g,赤芍15 g,丹参12 g,天麻12 g,防风10 g,羌活10 g,姜半夏12 g。

功能:缓解拘挛,补肾壮骨,活血祛风,化痰。

主治:中老年颈椎病,体位性眩晕、项肩强痛为主症。

方解:葛根缓解筋肉挛急为君药,威灵仙、白芍、甘草助之为臣药,龟板、骨碎补补肾壮骨,赤芍、丹参活血,天麻、防风、羌活祛风为佐药,姜半夏化痰为使,组成了适合中老年肾虚血瘀,外受风邪,兼夹痰浊,以体位性眩晕、项肩强痛为主症颈椎病的主方。

歌诀:新拟葛根威灵仙,芍药甘草补龟板,赤芍丹参姜半夏,羌防天麻方不偏。

我在中医学校上学时的班主任李老师找到我,他也是有颈椎病。我说我有个方子给你开。一周以后这个老师给我打电话,说:"王三虎,你这个方子太好了,我吃了以后非常好。"我说:"我集三十年之所学为咱李老师开了一个方子,能不好吗?"这也是开玩笑的说法,但确实是这个方子非常有效,这么多年,屡用不爽,愿意跟大家共享。

《伤寒论·辨太阳病脉证并治上》：太阳病，项背强几几，无汗，恶风，葛根汤主之。

葛根汤方

葛根四两　麻黄三两（去节）　桂二两（去皮）　芍药二两（切）　甘草二两（炙）　生姜三两（切）　大枣十二枚（掰）

右七味（口父）咀，以水一斗，先煮麻黄葛根，减二升，去沫，内诸药，煮取三升，去滓，温服一升，复取微似汗，不须啜粥，余如桂枝法将息及禁忌。

太阳与阳明合病者，必自下利，葛根汤主之。

我最初在西京医院上门诊的时候才三十来岁，在方药的使用上也是逐步摸索的。有一个四十岁左右的女教师头晕经常找我看，我始终不得要领，效果不明显。有一次我看到她舌体胖，这个主症让我想起张仲景的"心下有支饮，其人苦冒眩，泽泻汤主之"。我为了验证是不是这样就直接用泽泻汤，泽泻 30 g，白术 12 g。泽泻汤用了 3 剂以后，效果特别明显，这个人以后出国了，回来时给我带了两盒外国产的咖啡，这也是我今生最早喝到的咖啡，这是经方带来的福利。其实泽泻汤不仅仅是带来咖啡的问题，自从我认识了它之后，把它用于好多病，尤其是脑瘤，我一般是用温胆汤合泽泻汤，升清阳，降浊阴，化痰湿，这是以后还要细讲的。值得一提的是,2007年5月,我博士毕业答辩的这一月,我跟导师上门诊,我的导师是第四军医大学西京医院王宗仁教授,正好王老师咽喉做了一个小手术,说话不方便,他对患者和学生说:"这是王教授,找他看。"实际上就是我顶他上门诊。这时候有好多研究生在旁边跟着,我不重视不行啊。来了一个大学二年级女生,"什么病啊?""头木啊,头木了几年,从上高中到现在,老治不好"。这个症状虽然简单,我们要发现她的特征,以便知道从什么地方着手。我说:"你这个头木是在哪种情况下加重,哪种情况下减轻?"她说:"哈气的时候似乎有所减轻。"我说:"你还有什么异于常人的地方吗?"她说:"有,我鼻子有时候能闻到东西,有时候闻不到。"这时候我脑子里就有了初步判断。同时最明显的是这个女生舌苔花剥,舌苔上有两块地方有厚厚的苔,其他地方没有苔。对于舌苔花剥,我们当时教材上学的对舌苔花剥的解释是脾阴虚,事实上很不准确,如果说有无苔的地方是脾阴虚,那么有厚苔的地方呢,那不是痰湿吗?怎么能简单地说它是脾阴虚呢?我认为花剥苔就是燥湿相混的表现。在这个思想的指导下,我为了教学,先辨病。什么病呢?百合病、痰饮病两个病在一起。百合病实际上是心肺阴虚的表现,百合病张仲景的条文中就有一句"饮食或有美时,或有不用闻食臭时",当时我们对条文理解的不深,小女孩这么一说我还倒理解了,鼻子"有时候能闻到东西,有时候闻不到",结合她的花剥苔,心肺阴虚的这种神经官能症是存在的。那么她的头木呢?她的有苔的地方?一方面体内有痰浊阻滞,清阳不升,浊阴不降,哈气则阳气略有上升故症状有所稍减,一方面阴液损伤,心神失养,痰饮,痰浊阻滞,清阳不升,浊阴不降。那好了,辨病百合病,痰饮病,辨证是心肺阴虚,痰饮阻滞,清阳不升,浊阴不降。治疗呢?百合病主方百合汤,百合15 g,熟地30 g,这是养心肺之阴的,泽泻汤,泽泻30 g,白术12 g,这是升清降浊治痰饮病的,两两相对,滋阴与润燥并用。我们为了观察疗效,不做加减,一星期后再看。结果第二周,同样的时间,我正看病的时候,有个中年妇女,女孩的母亲,大声在走廊里说:"这西京医院的教授水平就是高,四个药把我女子几年的病治好了。"我开玩笑地说:"这是张仲景的经方魅力。"我们学经方非常重要,用经方也要灵活理解,抓住经方的病机是关键。知其要者,一言而终,不知其要,流散无穷。

经方溯源

《金匮要略·痰饮咳嗽病脉证并治第十二》:问曰:夫饮有四,何谓也? 师曰:有痰饮,有悬饮,有溢饮,有支饮。问曰:四饮何以为异? 师曰:其人素盛今瘦,水走肠间,沥沥有声,谓之痰饮;饮后水流在胁下,咳唾引痛,谓之悬饮;饮水流行,归于四肢,当汗出而不汗出,身体疼痛重,谓之溢饮;咳逆倚息,短气不得卧,其形如肿,谓之支饮。

脉双弦者寒也,皆大下后善虚,脉偏弦者饮也。

支饮亦喘而不能卧,加短气,其脉平也。

心下有支饮,其人苦冒眩,泽泻汤主之。

泽泻汤方

泽泻五两　白术二两

右二味,以水二升,煮取一升,分温再服。

《金匮要略·痰饮咳嗽病脉证并治第十二》:论曰:百合病者,

百脉一宗,悉致其病也。意欲食复不能食,常默默,欲卧不能卧,欲行不能行,饮食或有美时,或有不用闻食臭时,如寒无寒,如热无热,口苦,小便赤,诸药不能治,得药则剧吐利,如有神灵者,身形如和,其脉微数。

　　每溺时头痛者,六十日乃愈;若溺时头不痛,淅然者,四十日愈;若溺快然,但头眩者,二十日愈。其证或未病而预见,或病四五日而出,或病二十日,或一月微见者,各随证治之。

　　百合病,不经吐、下、发汗,病形如初者,百合地黄汤主之。

<h2 style="text-align:center">百合地黄汤方</h2>

　　百合七枚(劈)　生地黄汁一升

　　右以水洗百合,渍一宿,当白沫出,出其水,更以泉水二升,煎取一升,去滓,内地黄汁,煎取一升五合,分温再服。中病,勿更取。大便当如漆。

　　本次讲演中心思想是体现出经方的发展、经方的活用。经方只有在发展、活用中才能具备更强大的生命力,发挥出巨大的威力。张仲景在《金匮要略·消渴小便不利淋病脉证并治》中提到"小便不利,蒲灰散主之,滑石白鱼散、茯苓戎盐汤并主之",小便不利连用三个方子,在这一点上讲,我们既要赞扬张仲景的言简意赅,更要客观地说,小便不利疾病太复杂,张仲景未必把什么问题都说得清楚,当然有好多是我们以方策证的。蒲灰散是蒲灰和滑石组成的,蒲灰其实就是蒲黄,当时张仲景用的量比较小,就是治小便不利的,什么问题引起的小便不利他并没有说。到了唐代孙思邈的《千金要方》中把这个问题得到了发挥,《千金要方·卷二十一》中提到"石淋之为病,茎中疼,尿不得卒出",也就是说,孙思邈已经把蒲黄滑石散作为尿结石的处方。当然孙思邈这个方剂当时没有名字,就是这两样药,1986年《陕西中医》中记录魏平孙老中医用它治疗尿路结石的时候起名字叫蒲黄滑石散。我在1998年出版的《120首千金方研究》中就用了蒲黄滑石散的名字,实际上还是张仲景的蒲灰散,这就是发展。我个人在这本书中有一个医案,现在读来还是有点意思。这个病人是1995年10月5日找我看的,是陕西渭南人,他因为腰胁拘胀,以右侧为主,B超提示:直径0.6 cm的光团,诊断为右输尿管结石嵌顿合并右肾积水,建议手术治疗。这个老先生找到我,绝对不愿意手术,这就为我们中医内服药提供了契机。当时视诊情况:形体壮盛,声高气粗,性格开朗,自诉腰胁胀疼,右侧为主,小便不利,肾区叩痛明显,舌暗红,苔薄黄稍腻,脉沉弦。我辨病:石淋,输尿管结石坎墩;辨证是:水湿不行,淤而化热生石,既则影响血行;治法是:利水通淋,化石活血,清热解痉;用蒲黄滑石散,蒲黄10 g,滑石20 g,猪苓15 g,金钱草30 g,海金沙12 g,鸡内金12 g,胡桃仁15 g,柴胡10 g,黄芩12 g,威灵仙12 g,白芍30 g,生甘草10 g。三个月后患者专程来西安找我,说服药三剂后症状豁然减轻,通体舒泰,因为一个亲戚在药房觉得其中海金沙量小,改为30 g,服方两剂,自觉服后不适,又用我的原方,以后结石消失,右肾功能恢复。这个病例,用的蒲黄滑石散、有小柴胡汤意、有芍药甘草汤意,这就是在经方应用中往往不是单纯的就原方说话,因为疾病是复杂的。我们学习张仲景有时候要得意忘形,这个得意忘形我用的是本意,就是说要取其精神实质,而不死于句下。

经方溯源

《金匮要略·消渴小便不利淋病脉证并治第十三》：小便不利，蒲灰散主之；滑石白鱼散、茯苓戎盐汤并主之。

蒲灰散方

蒲灰七分　滑石三分

右二味，杵为散，饮服方寸匕，日三服。

滑石白鱼散方

滑石二分　乱发二分（烧）　白鱼二分

右三味，杵为散，饮服方寸匕，日三服。

茯苓戎盐汤方

茯苓半斤　白术二两　戎盐弹丸大一枚

右三味，先将茯苓、白术煎成，入戎盐再煎，分温三服。

在柳州还有一个病例非常有意思，是一个十一二岁的女孩因为剧烈头疼找我复诊，因为病人多我记不住她，我看是小柴胡汤证，结果她妈妈懂医的，说"上次你给我开的是麻杏石甘汤，我们当时在妇幼医院把她的头疼治不好，吃了你的药非常见效"，坚决要把麻杏石甘汤用上，我说那现在不一定是这个证，她说你用上你用上，所以我只能照她说，在小柴胡汤基础上把麻杏石甘汤加上，她比较急，因为她说你不开小孩头疼起来就撞墙啊，我就开了三副颗粒剂。结果第二天她就找我来了，说已经不疼了。我说那吃了多少药，她一天一夜把三天的药吃完了。麻杏石甘汤张仲景本意没有治头疼的，效果这么好真是出乎意料。还有，我们一开始学经方都是在教材上学的，老师照本宣科也是可以理解的，基础的东西本来就枯燥，不像现在就讲的比较有意思了，但基础的东西还是要认真学的。

《伤寒论》确实是一个宝库，比如说"少阴病，二三日，心中烦，不得卧者，黄连阿胶汤主之"。黄连阿胶汤我觉得还是被大家轻视了，它为什么放在少阴病篇，大家并不清楚，说少阴热化证，太轻巧。既然是少阴病，热化、寒化只是一个问题的两个方面，更重要的是病入少阴，病情危重，那是阴阳离绝的前提，在这种情况下，黄连阿胶汤非常有现实意义。按我的理解，这里的少阴病就是 ICU 的意思，也就是重症监护病房住的病人多半是少阴病，因为多半都是危重阶段了，其他病都隶属于少阴病，少阴病成为矛盾的主要方面。你想，在 ICU 住的病人要是两三天晚上睡不着觉、心烦，这个人还能活得下去吗？2004 年 5 月 1 日我应邀到柳州市中医院义诊，当时肿瘤科有一个台湾来的胰腺癌患者让我会诊。我看了后觉得其他问题不好说，睡不着觉就是大问题。我开的就是黄连阿胶汤。结果 6 月份我第二次去的时候，这个老先生非常高兴地说"我吃了你的药第二天夜里就能睡着了"，这一次他说："王教授的药我吃，因为他解决问题啊。"我之所以敢在重症面前、在肿瘤面前应用黄连阿胶汤还有点前提。我在第四军医大学带的第一个研究生，考上研究生的时候已经本科毕业十年，是一个医院的副院长了，结果有一天她跟我说："王老师，我同学他母亲睡不着觉，让我给开方子,你给开个方子吧。"我就开的黄连阿胶汤。结果过了几天她跟我说:"你那个方子还真顶用。"我为什么要开黄连阿胶汤?因为黄连阿胶汤被大家忽略了,酸枣仁汤才大行其道,所以当用一般的方法解决不了的时候,我只有拿出经方来应对。我们有个三甲医院的中医科主任,他本身就是搞全国失眠医学网的中医专家。有一次我到他那里去,正好有个老太太找他看病,因为是熟人,他说:"王教授你把这个病看一下,我看了好长时间效果不理想。"我号脉以后,症见心烦失眠,舌红少苔,我说:"这就是黄连阿胶汤证。"这个主任说:"是不是有点凉啊?"我说:"有热就用凉药。"他说:"那你开吧。"等过段时间再见时,他说:"你那个方子还真管用。"用这个方子这么多年治的内行不少,其中非常令内行感兴趣的是,它能治疗失眠,但是没有常见安神的中药。有些长期失眠的人吃了药第二天连上班时间都耽误了。为什么能这样?因为心经有火,再者我用黄连一般是 12 g 左右,量是比较大的。

经方溯源

《伤寒论·辨少阴病脉证并治》:少阴病,得之二三日以上,心中烦,不得卧,黄连阿胶汤主之。

黄连阿胶汤方

黄连四两(苦寒)　黄芩一两(苦寒)　芍药二两(酸平)　鸡子黄二枚(甘温)　阿胶三两(甘温)

右五味,以水五升,先煮三物,取二升,去滓,内胶烊尽,小冷,内鸡子黄,搅令相得,温服七合,日三服。

张仲景还有一个非常好的方子叫当归芍药散,原话是:"妇人腹中诸疾痛,当归芍药散主之。"意思是妇人腹中多种疼痛如果没有明显指征不好分辨的话,那就用当归芍药散,所以在上世纪八九十年代我们中医杂志上好多文章都说当归芍药散好,但是揭示其机理的比较少。为什么当归芍药散能治疗妇女多种腹痛呢?因为当归芍药散治疗的病机是血水互结,女子以血为先天,但水湿下注,血水互结,气机不畅,造成当归芍药散证,表现为腹部疼痛,本方用当归、芍药、川芎活血,白术、茯苓健脾利湿,看上去平淡,但考虑的比较全面,照顾到瘀血的方面,也照顾到水停的方面,恰到好处,所以应用起来非常方便。究竟针对的是什么病?实际上应该是慢性盆腔炎,热像不明显,但是瘀血水湿同时存在,用这个方子治疗效果不错。

经方溯源

　　《金匮要略·妇人妊娠病脉证治第二十》:妇人怀娠,腹中疼痛,当归芍药散主之。

当归芍药散方

　　当归三两　芍药一斤　茯苓四两　白术四两　泽泻半斤　芎䓖半斤(一作三两)

　　右六味,杵为散,取方寸匕,酒和,日三服。

　　《金匮要略·妇人杂病脉证治第二十二》:妇人腹中诸疾痛,当归芍药散主之。

　　我在1993年8月13日接诊的一个患者,25岁,已经大学毕业工作两年了,他从上学到我接诊,几年时间我都解决不了他的问题。他是这样说的:"头、面、胸、胃发烧,头重,脐臀寒凉,腹痛5年,从学校到工作单位,服用滋阴潜阳、引火归元之类中药百余剂,丝毫无效,而且有一个老医师用附子、干姜竟各达30g,结果热增寒加,痛苦异常。"在这种情况下他找到我。我视诊后发现,首先舌质偏红,苔中间黄,脉弦。我想这20多岁的小伙子何以肾虚到如此程度,而且用热药反而加重,分明属于上热下寒,寒热格拒,用张仲景干姜芩连人参汤加通行督脉之药,这个方子是:干姜10g,黄芩12g,黄连10g,党参12g,鹿角霜12g,甘草10g,4剂药,水煎服。用药后寒热均减,头目清爽。继用上方5剂获愈。张仲景在《伤寒论》358条讲:"伤寒本自寒下,医复吐下之,寒格,更逆吐下,若食入口即吐,干姜黄芩黄连人参汤主之。"这个病例不完全和张仲景的条文相同,但热格于上,寒凝于下是成立的,所以能取效较速。

经方溯源

　　《伤寒论·辨厥阴病脉证并治》:伤寒本自寒下,医复吐下之,寒格,更逆吐下;若食入口即吐,干姜黄连黄芩人参汤主之。

干姜黄连黄芩人参汤方

　　干姜(辛热)　黄连(苦寒)　黄芩(苦寒)　人参(甘温)各三两

　　右四味,以水六升,煮取二升,去滓,分温再服。

上个月我在我们医院治疗的一个病例值得一提。我们一个中层干部发热 20 天，在医院住院，全院大会诊一次没有解决问题，第二次大会诊我参加了。所有讲过的专家都说西医，我讲的时候只说中医观点，因为这个病人发热恶寒，皮疹，颈部淋巴结肿大，关节肿大，最初川乌、草乌都用过，柴胡汤、桂枝汤、柴胡桂枝汤也用过，不行。我着重问了口渴的情况，他爱人说："口渴，喝水量大。"我看了，口唇偏红、发干，我说："这是三阳合病，之所以之前治疗效果不好，是因为太阳、少阳经的药已经用了，就是没有用阳明经的药，所有这应该是柴胡汤、桂枝汤、白虎汤三方合用。"我又问："为什么没有用人参呢？"主管医生说："以前没有用人参，用的是太子参。"我说："人参才是真正力挽狂澜、扶正祛邪的药，所以人参败毒散、白虎加人参汤就是治疗发热的，这时候不用人参什么时候用？"我开的方子大约是：柴胡汤、桂枝汤，知母 12 g，石膏 80 g，山药 12 g，甘草 10 g。用了后第二天体温就有所下降，自我感觉很好。过了两三天，这个中层干部就走到我门诊上来了，说有效，因为他这个皮疹、颈部淋巴结肿大从西医来看确实很难说清楚是什么，所以大家都说查这个查那个。我说："西医怎么查是西医的事，中医是治病，病治好了就证明对了。""善治者治皮毛"，当我们把在体表的疾病治好了，就不至于产生深入骨髓的病了，某种意义上讲这就是截断扭转，有些病你治不好可能就向那个方向发展，我们在三阳阶段把它治好了就不向下发展了。我第二次的方子辨证是外邪未尽，痰毒郁结，病在膜原，治以扶正祛邪，化痰解毒，透邪外出。具体方子：生晒参 12 g，茯苓 12 g，甘草 15 g，枳壳 15 g，桔梗 12 g，柴胡 18 g，前胡 12 g，羌活 15 g，独活 12 g，川芎 12 g，薄荷 12 g，厚朴 15 g，草果 10 g，槟榔 12 g，夏枯草 15 g，浙贝母 15 g，白芷 12 g，葛根 18 g，桂枝 12 g，石膏 40 g。大约是荆防败毒散的意思，大家可能会说你不是正用经方的吗，怎么又用荆防败毒散了。我想我们是为治病的，不是要验证经方，该用经方就用经方，该用时方就用时方，不能局限地为经方而经方。这个方子吃了以后，到第二天病人烧就退了，皮疹、关节疼痛、口干等症状十去其八、九，再吃了四五副，再也没有发烧，就出院了。

1990 年前后，在第四军医大学西京医院中医科门诊碰到一个值得我们深思的病例。这个女青年叫姚薇，18 岁，西安火柴厂的工人，现在火柴厂早都没有了，但是这个事却深深地记在我的脑海里。姚薇是 1992 年 12 月 10 日就诊的，主诉是入口即吐 3 年，3 年前因为不明原因出现饮食入胃即吐，反复在各地大医院就诊，均以神经性呕吐诊治，先后住院四次，中西药均不能达到止吐的目的，当时的记载是："形瘦骨立，面容枯槁，肌肤甲错，神情淡漠，行走需人搀扶，饮食入胃即吐，口唇干，饥饿难忍，大便干结，5～6 日一行，舌稍红而干，苔薄，脉弱。"因为这个女孩有文化，看病时间长了，说地很清楚，我问："你胃里觉得热，那用过什么药？"她说："大黄甘草汤有效，再用就不行了。"我说："既然是胃火，用大黄甘草汤不行，说明热只是一个方面，应该还有寒。"考虑到以吐为主，我用的是乌梅丸，"厥阴之为病，消渴，气上撞心，心中疼热，饥而不欲食，食则吐蛔。下之利不止"。就是这个"吐蛔"限定了我们的眼目，其实乌梅丸不仅仅是治久利的，也是治呕吐的，我在众多寒热并用的方子中选用它就有这个意思。当时的方子是这样：乌梅 12 g，细辛 6 g，肉桂 4 g，干姜 10 g，附子 8 g，川椒 10 g，黄连 12 g，黄柏 12 g，当归 12 g，党参 12 g，3 剂，每天 1 剂。病人吃药后自诉呕吐稍减，胃中饥饿，能吃一点东西了，大喜过望。效不更方，继续用前方 3剂，以后每日可食饼干三两而不吐。但是病人胃中饥饿不止，仍不能进其他食物，舌红略减，脉弱，我再用上方 6 剂，已经能进食少许蔬菜,饼干半斤仍不能止饥,又出现了烦躁。我认为这是亏空太多,尽管我当时也嘱其进食稀粥、菜糜滋养肠胃,不可过量,同时我觉得寒邪有所缓解,在上方中加了栀子 12 g,淡豆豉 12 g,麦冬 12 g,吃了药以后就能逐步吃其他东西了。现在看来,这个女孩之所以以后没有再找我,这说明我们当时年轻,经验不足,辨证是辨对了,但辨病上有问题,因为辨病就有病程的问题,辨病就有主要病机、疾病演化规律的问题,我们只是一个方子有效,但是并没有解决她的身体亏虚,以后如何一步一步康复的问题。在当时我的水平还达不到,尽管在当时一个乌梅丸把几年的呕吐治好了,我已经很高兴了,但是现在想来,我们还缺少步步为营的战略眼光。病案就到这里,而我们的思考却不能停止。我们中医说辨证论治是长处,沾沾自喜,我认为,虽然辨证论治是长处,但我们是以丢掉辨病论治为代价的,这个教训是深刻的。

经方溯源

《伤寒论·辨厥阴病脉证并治》:厥阴之为病,消渴,气上撞心,心中疼热,饥而不欲食,食则吐蛔,下之利不止。

伤寒,脉微而厥,至七八日,肤冷,其人躁,无暂安时者,此为藏厥,非为蛔厥也。蛔厥者其人当吐蛔。令病者静,而复时烦,此为藏寒。蛔上入膈,故烦,须臾复止,得食而呕。又烦者,蛔闻食臭出,其人当自吐蛔。蛔厥者,乌梅丸主之。又主久利方。

乌梅丸方

乌梅三百个(味酸温)　　细辛六两(辛热)　　干姜十两(辛热)

黄连一斤(苦寒)　　当归四两(辛温)　　附子六两(炮,辛热)　　蜀椒四两(去汗,辛热)　　桂枝六两(辛热)　　人参六两(甘温)　　黄蘗六两(苦寒)

右十味,异捣筛,合治之,以苦酒渍乌梅一宿,去核,蒸之五升米下,饭熟,捣成泥,和药令相得,内臼中,与蜜,杵二千下,丸如梧桐子大,先食饮,服十丸,日三服,稍加至二十丸。禁生冷、滑物、臭食等。

我主张在辨病条件下辨证。我的辨病条件下辨证论治思想的起源可以给大家复述出来,那也是我在西京医院中医科门诊时,有一个老太太全身泛发银屑病,痒不可忍,她女儿领她找到我,我认为是血中热毒,用犀角地黄汤加味,服用后不长时间就缩小到小腿上有鸡蛋大那么一块皮损久久不愈,我拿这个没有办法。因为这个病人取得这么好的效果,特别相信我,老找我看,我就得查书,看到古人好多方子中用石榴皮、乌梅,我就想这是什么原因,最后我想通了,也就是说当她开始找我时是这个病的泛发期、加重期、初中期,当我们用清热解毒、祛风止痒、活血凉血的药把疾病控制以后,病情进入慢性化,光用解热毒的方法就不行了,尽管这个时候她的热毒已经很少了,但是还有皮损,一点热都可以泛发出来,也就是说疾病后期到收尾阶段应该用收敛的方法,所以古人的单方中有石榴皮、乌梅。我豁然开朗,这就是辨病啊,古人的这个验方就是治牛皮癣,但是我们应该分析在哪个阶段、哪种条件下用。这就是我所谓的辨病条件下辨证最初的启发。

第三章　中年梦——发扬经方

　　从事中医肿瘤临床工作为我发扬经方提供了前所未有的条件。发扬经方，体现在三个方面，一个方面，由原来的一方一证变成在辨病条件下的经方应用；第二个方面，把单个的经方变成系列经方，逐步应用；第三是在经方的基础上创制新方。这种机会的来临与张仲景的《伤寒论》有密切关系。

　　在1998年左右，那时我已经升了正教授，我们第四军医大学肿瘤研究所的负责人找到我，想让我从事肿瘤的中医诊疗工作。偌大的四医大为什么会找到我？据负责人师建国教授讲是"因为你能背《伤寒论》啊"。师建国教授真正是个高人，他作为一个西医，对中医也非常了解，他能看到要解决肿瘤的许多问题，用一般中医的方法还是不够的，只有打开经方这个宝库，用这个锐利的武器才可能取得战无不胜、所向披靡的效果，所以他就破格地、大胆地、超常规地用了我。在我40岁刚过，经验、阅历、体验、智力、精力都达到一定的程度，具备了前几十年所不具备的发现问题、解决问题的能力时，把我由大内科引入肿瘤研究所，这不仅仅是一个方向，更主要的是一个挑战。当我用经方治疗常见病、多发病驾轻就熟、左右逢源的时候，突然面对肿瘤，我真还是有点摸不着头脑，但是对我来说，只能用最熟悉的方法来解决新的问题。

我们教材上讲的肿瘤非常简单，如何从一个大内科的中医转变成肿瘤科的医生，是我初期从事肿瘤两三年面对的问题。我既有寒热并用的经方经验，也有学经方、活用经方、用经方解决问题的思路和方法，在这个过程中我也发现了我们中医肿瘤界的一些弊端。真正意义上的中医治疗肿瘤也不过五六十年时间，许多前辈付出了很多的心血，进行了辛苦的、顽强的、有效的探索，但是当我们初期以毒攻毒、破血活血、清热解毒取得了一定疗效但是不满意的时候，上升了一个台阶到扶正健脾益气又取得了一定的疗效，但之后，中医肿瘤的疗效就进入了一个平台期，所以在一定意义上讲我们始终处于辅助地位。"梦里寻她千百度"，主要是我们对肿瘤病的本身缺乏深入的了解，受西医的影响太深。慢慢地我们知道不必要跟着西医走，西医化疗用到极致了，我们再用以毒攻毒有必要吗？治疗肿瘤的方法是多种多样的，尤其是它的病机是复杂的，我们只能以复杂应对复杂，而不能以简单对复杂，我们有许多方法来解决问题，这个方法怎么找？这就叫"书到用时方恨少"。

用什么方法打开癌症奥秘的大门？在这个时候我只有反复地求助古籍。也就是在这种苦于寻找思路的过程中，经方再一次拯救了我。我首先是从治疗肺癌上打开缺口的。因为肺癌是发病率最高的恶性肿瘤，但是我们历代中医文献中把肺癌归纳为肺积、息贲、咳嗽、喘气、胸痛、痰饮等等，这种归纳法就像中医内科教材很多病都有归纳，意义并不大，它还不具备真正意义上的辨病。同时，我也发现中医内科教材四五十个病中间，只有肺痿没有和现代医学相对应，越是这个时候越是我们解决问题突破的时候。经过反复研究，我得出结论，肺痿就是肺癌。肺痿这个病名是张仲景在《金匮要略》中首先提出来的，我们已经从字面意思上接受了积聚与肿瘤的关系，但是我们却不大理解痿与肿瘤的关系，把肺的肿瘤叫做肺痿应该说是有其病理基础的,这可能与肿瘤沿支气管壁浸润生长造成广泛狭窄,引起肺不张,产生通气不良有关。我们很难想象张仲景当时怎么了解肺痿的病例实质的,和现在 CT 做出的胸膜凹陷症几乎是异曲同工。因为胸腔肿块是摸不到的,相比腹部肿瘤可以摸到、直肠肿瘤可以从症状解释,所以在《金匮要略·五脏风寒积聚病篇》有"热在上焦者因咳为肺痿,热在中焦者则为坚,热在下焦者则尿血、亦令淋闭不通"。从病因病机上来看也是非常有道理的,张仲景说"肺痿之病,从何得之? 师曰:或从汗出,或从呕吐,或从消渴,小便利数,或从便难,又被快药下利,重亡津液,故得之"。大家知道,吸烟是造成肺癌的一个重要原因,但是我们看到的呢,吸烟的没有得肺癌,不吸烟的倒得了,所以张仲景说的这个肺痿从哪里得之,倒还真是揭示了一些被现代医学所忽略的问题,他归结为"重亡津液故得之",类似于我们所谓的阴虚、阴液亏虚,比如经常出汗、呕吐,或经常用直接通下药,伤津液造成肺失濡润,易受邪侵。尤其是张仲景提到"或从消渴",也就是说早在1800 年前,张仲景就发现消渴是造成肺癌的一个原因,就这点来说体现了有价值的前瞻性。糖尿病或者说胰岛素抵抗是恶性肿瘤形成或发病的相关因素,已经被现代医学所承认,现在我们看来糖尿病和肺癌是姊妹病。为什么糖尿病就能引起肺癌,以我的观点看是因为都具有燥湿相混的病机,肺癌是因为重亡津液,阴液亏虚,肺失濡润造成的。糖尿病也是阴虚为本,更为复杂的是糖尿病也好,肺癌也好,阴虚的同时也伴有痰浊中阻或痰浊上犯,所以张仲景认识到消渴是造成肺癌的原因。我觉得这也是我们说肺癌是肺痿的一个佐证。从临床表现上来看,就更能说明问题,用张仲景的话来归纳是咳嗽、咽喉不利、浊唾涎沫、气急、喉中水鸡声,这都是肺痿的主要症状,是肺失宣降,气机逆上所致的。尤其是喉中水鸡声的射干麻黄汤证以往为大家所熟知，但是因为大家不知道肺痿是什么病，所以这个方子固然能用于哮喘、咳嗽等常见病，大有买椟还珠致良药于无用武之地的偏颇。这个"喉中有水鸡声"西医是怎么描述的呢？西医说肺癌以咳嗽为主要临床第一症状出现的占到54.7%，典型的咳嗽多为阵发性、刺激性呛咳，常有咳不尽的感觉，无痰或有少量白腻痰，甚至伴有气管鸣。"气管鸣"是西医的说法，"喉中有水鸡声"是张仲景的说法，上次我也讲过什么叫"喉中有水鸡声"，水鸡就是青蛙，水鸡声就是青蛙叫，因为喉中有痰，通过气流的时候又冲不掉，所以有这种连续的声音。还有气急、气短，张仲景称为"上气"，张仲景多次在肺痿中提到"上气"。"上气"是什么？我的观点是"上气"就是"哮"，没有痰鸣声音叫喘，有痰鸣声音叫哮，所以张仲景多次提到喘而从来没有提到哮，他是用上气代替喘的。哮喘、气短这都是肺痿的常见症状，实际上它也是肿瘤沿气管、支气管壁浸润生长造成广泛狭窄以至产生通气不良造成的，当然晚期淋巴结转移压迫大气管、弥漫性肺泡癌、胸腔积液、心包积液等等使肺脏萎缩也可以引起气短。咯血或血痰是肺癌常见症状，大约以咯血为第一症状出现的肺癌约占18.9%，大家不要忘记我们经常说的千金苇茎汤就是在肺痿中补充的方剂。张仲景虽然没有明确提出肺痿就有咯血或血痰，但是他将肺痿、肺痈并列提出，按照他省略互见的语言风格，咯血或血痰在肺痿中的出现是不言而喻的。肺痿有血无脓，肺痈有脓无血。明代医家王肯堂在《杂病证治准绳》中明确指出"肺痿或咳沫，或咯血"，这是明代医家对张仲景学说的继承和发展。肺癌的胸痛也是非常常见的，张仲景在肺痿中明确提出"咳则胸中隐隐痛，若咯则胸中隐隐痛，脉反滑数自为肺痈，咳唾脓血"。这个意思是鉴别诊断，当肺痿的时候是胸痛，脉不应该滑，如果滑的话就是肺痈，"脉反滑数"可以看出张仲景在这一章主要讲的是肺痿而不是肺痈。肺痈我们以往理解它是肺脓疡，实际上临床上并不多见，而多见的类似于张仲景讲的肺痈的往往是肺癌伴有感染，这才是张仲景把肺痿、肺痈、咳嗽上气病并列提出的一个重要原因。当然张仲景在脉象上还做了鉴别，"脉数虚者为肺痿，数实者为肺痈"。还有，肺癌常常伴有发热，大约以发热为第一症状的肺癌占三分之一，张仲景说过"脉数虚者为肺痿"，也说过"数则为热"，这里可以看出肺痿是有发热的，从而证明张仲景的语言风格是值得我们认真探讨的。此外张仲景在肺痿中还描述过遗尿、小便数，必眩，从这些症状来看，与肺癌脑转移极其相似，所以我觉得从临床症状分析，肺癌就是肺痿。

肺癌从肺痿论治有必要吗？有。因为肺痿是张仲景作为第一大重点病来提出的，他不仅有病名、病位、病因、病机、鉴别诊断、预后判断，更主要的是在肺痿中张仲景就有六个证型、六个代表方剂，这在我们中医辨病论治的理论体系上前无古人后无来者。我们中医经常沾沾自喜，说辨证论治是我们的长处，而这种强调辨证论治的长处是以丢掉辨病论治的长处为代价的。张仲景的六病辨证，《金匮要略》上几十个病的辨病，我们怎么能把这些都丢掉而只说辨证论治呢。我们看看肺癌和肺痿的关系，看看张仲景是怎么在肺痿这个辨病的前提下辨证的，是怎么在肺痿的前提下应用经方的，我们就会豁然开朗。麦门冬汤是经方中的经方，历代医家用麦门冬汤的很多，赞不绝口的也很多，但用麦门冬汤治疗肺癌的据我所知很少。张仲景的原话非常简单："大逆上气，咽喉不利，止逆下气者，麦门冬汤主之。"按我的说法它有滋阴清肺，化痰降气之功，其中最出彩的对药是麦冬和半夏。我们平时讲麦门冬汤总讲这是肺胃阴虚的，那为什么要用半夏呢？以大学教材《金匮要略释义》二版为例，其中有"半夏下气化痰，用量很轻，且与大剂清润之药配伍,既不嫌其燥。"也就是说它没有燥湿相混的概念,所以解释不了滋阴的麦门冬汤中为什么要用半夏这个燥湿药,干脆就说用量很轻,实际上意思是相恶的。实际上麦门冬汤中张仲景用麦门冬七升,用半夏一升,一升是用量很轻吗?恰恰相反。我们用以经解经的方法来看,张仲景用半夏的方中,大量如大半夏汤中用二升,小量如半夏泻心汤、小青龙汤、瓜蒌薤白半夏汤、射干麻黄汤、厚朴麻黄汤、泽漆汤、苓甘五味加姜辛半夏杏仁汤、附子粳米汤、温经汤等等都是用的半升,中量如小半夏汤、小半夏加茯苓汤、半夏厚朴汤以及我们所讲的麦门冬汤都是用一升的,试问这里用一升的半夏何少之有?从临床实践来看,麦门冬汤理法精当,用药精炼,作为古人治疗肺痿已经是难能可贵,登峰造极,但是从我们现代认为肺痿就是肺癌来看,麦门冬汤的配伍固然有高妙之处,但是从肺癌的实际需求来看还是不够的,所以我师麦门冬汤之意,在其基础上拟定了自己的新方,叫海白冬合汤。

新方亮相

海白冬合汤方

组成:海浮石 30 g,麦门冬 15 g,百合 12 g,白英 30 g,人参 10 g,生地 20 g,瓜蒌 15 g,半夏 12 g,元参 12 g,鳖甲 20 g,穿山甲 10 g,灵芝 10 g,炙甘草 10 g。

功能:化痰散结,益气养阴。

主治:痰浊泛肺、气阴两虚型肺癌,以咳嗽、胸闷、胸痛、气短、乏力、口干等为主症。

方解:海浮石化痰散结和人参气阴双补共为君药,麦冬、百合、生地助人参滋阴润肺,瓜蒌、半夏助海浮石化痰散结,故为臣药,穿山甲、鳖甲软坚散结,白英清肺解毒,灵芝止咳平喘乃为佐药,甘草既止咳化痰、调和诸药为使,组成了益气养阴、化痰散结的肺癌专用方,符合肺癌气阴两虚、痰浊犯肺的基本病机。

歌诀:肺癌海白冬合汤,蒌玄二甲生地黄,半夏灵芝生牡蛎,炙草为使不能忘。

据我临床观察,痰浊犯肺、气阴两虚型占到肺癌的三分之一,所以基本方剂的创立可以说是我发扬经方的标志。在《中医抗癌进行时——随王三虎教授临证日记》一书的"辨病抗癌有专方,其中肺癌效尤长""理法方药理服人,海白冬合汤堪珍""海白冬合汤堪珍,积少成多大样本""标本兼治留住根,肺癌五月如常人""厚积薄发显身手,肺癌就是突破口"等篇均能看出具体的应用情况。海白冬合汤(也叫润肺散结汤)自我发表文章以后,业内许多同行给予了肯定,代表人物是黄金昶教授,他在著作中明确提出王三虎教授的海白冬合汤效果好,河南省中医医院有个博士也在网上发表过类似文章。当然用海白冬合汤第三方验证也是有据可查的,陕西陈宗林、郭浩等已有验案。新的剂型改名为润肺散结胶囊,是广西壮族自治区的新药科研课题,现在这个课题就其药剂学研究已经发表了三篇文章,也作为广西"十二五"肿瘤专科创新平台建设重点推出的有地方特色的代表方剂之一,被广西十七家中医院肿瘤科推广使用。

射干麻黄汤是典型的治疗肺癌的方剂,一般来说是用于初期喘比较明显,或者说手术以后胸闷、气喘、气短的症状。我在以前讲过,外感引起的咳嗽、气喘,属寒的话用小青龙汤,属热的话用麻杏石甘汤,介于寒热之间用射干麻黄汤。射干麻黄汤在临床上非常常用,但是作为肺癌的专方在临床上用的就很少了。如果确立了肺癌和肺痿的关系,射干麻黄汤是非常好用的,它和小青龙汤比没有干姜,所以不那么热,和麻杏石甘汤比没有石膏所以不那么寒。在"肺痿肺痈咳嗽上气病脉证并治篇"张仲景讲"脉浮者,厚朴麻黄汤主之,脉沉者,泽漆汤主之"。如果没有辨病的条件,厚朴麻黄汤、泽漆汤都将被我们忽略,因为仅一个脉浮、脉沉并不能说明问题,只有当我们知道它是肺痿这个前提,也就是肺癌的话,脉浮说明有表邪,就用厚朴麻黄汤。厚朴麻黄汤实际上是以小青龙加石膏汤化裁而来的,把厚朴放在前面,以往医家、教材、书籍都没有揭示这个问题。我讲过,厚朴善化凝结之气,所以梅核气用的半夏厚朴汤、达原饮用厚朴,在肺痿伴有表邪的情况下,以厚朴作为君药,非常有道理,也就是使表邪不至于和里证相胶结,更主要的是它用的小麦,养心除烦,非常适合肺癌患者,大病当头心烦气躁,抵抗力降低,也容易引起外感,肺气不宣,在这种情况下,宣发肺气是必要的,化凝结之气也是必要的,养心除烦更重要,在这里我不得不佩服张仲景的高明之处。"脉沉者,泽漆汤主之。"刘渡舟教授专门讲《伤寒论》条文排列法的意义,非常有道理,那张仲景《金匮要略》条文排列法有没有意义?从厚朴麻黄汤和泽漆汤就可以看出它是有意义的。放在一起讲言外之意就是肺癌感受外邪的情况下用厚朴麻黄汤防止外邪和内在的痰浊凝结使病情进一步加重。脉沉正好是胸水或肺癌引起恶性胸水的特征性表现,当然我们主要还是从以方测证得来的。我们现在对经方的研究已经到了非常熟悉的地步了,泽漆汤作为张仲景二百多个经方中的一个,我们却对它置若罔闻,不甚了了,用的人非常少。首先,肺痿和肺癌的关系没有确立,再次,它的条文过于简略,"脉沉",脉沉的病多了,

"脉沉主里",只有在辨病条件下结合以方测证我们才知道它是肺癌引起的胸水,更主要的是,泽漆是什么,被一般中医所忽略,知之不详,因而避之不谈,大家觉得泽漆,没有这个药啊,我说西安有、柳州有,除了西藏以外全国三十多个省市自治区都产这个泽漆。泽漆在《神农本草经》中就有,治疗大腹水气,四肢面目浮肿,丈夫阴气不足,这恰恰就提示了在肺癌胸水,正虚邪实的情况下,泽漆是一味既能有强烈利水作用,又略具补性的利水药。在这种情况下,张仲景没有用大戟、甘遂、芫花,而是选了泽漆,非常有深意。泽漆是张仲景用量最大的中药,三斤,因为古今度量衡不同,究竟折算成现在的多少不重要,重要的是它是张仲景用量最大的药。张仲景知道这么大的量煎法上肯定有不同的地方,所以他是用水把泽漆先煎,再用泽漆的汤熬其他药。泽漆张仲景用这么大量行吗?据现代研究,有人在杂志发表文章,30 g、60 g、90 g、120 g、150 g,越大越好,没有副作用。我个人是这样理解的,正如中医不传之秘在于用量,泽漆用量宜大,虽然有毒性,但是毒性不大,我一般从30 g开始,体弱的话用20 g,最大用到50~60 g,虽然看到文献上用到多少多少没有副作用,但是我认为还是谨慎为好。因为作为胸水的控制,虽然泽漆是靶向性很强的一味药,但我们还是要整体考虑,没有把握的情况下谨慎为好。泽漆汤中紫参是臣药,紫参究竟是什么植物?据《中华本草》讲,紫参有五种异名,根据我的文献考证和实际探讨,我认为紫参就是拳参,拳参是正名,紫参是异名。拳参的主要作用是清热利湿,凉血止血,解毒散结,更重要的是拳参是治疗胸痛的靶向药,在临床上对于胸痛我用拳参20 g往往能起到其他药起不到的效果,这是泽漆汤中值得我们重视的两味药。在泽漆汤中,紫参和人参共为臣药,还用了半夏、白前止咳化痰,桂枝、黄芩寒热并用,提示了肺癌患者的复杂性,不是简单的寒,也不是简单的热,再以甘草止咳化痰,调和诸药,利水力强,寒热并用,是治疗肺癌胸水的有效经方。

还有葶苈大枣泻肺汤,也是在肺痿肺痈咳嗽上气病篇讲的,"肺痈喘不得卧,葶苈大枣泻肺汤主之",肺痈大家说是肺脓疡,临床上虽然有,但是肺脓疡和葶苈大枣泻肺汤的利水似乎还是有点区别,一般把葶苈大枣泻肺汤作为治疗恶性胸水的药,我在泽漆汤和葶苈大枣泻肺汤的基础上自拟了葶苈泽漆汤,这个实际上是为肺癌胸水打造的,有润燥并用的意思,因为我们经常见到肺癌引起的胸水不仅仅是单纯的利水药能利下去的,常常表现的是阴虚,所以在这里我用的麦冬、生地、百合都有辨病的意义。

新方亮相

葶苈泽漆汤方

组成:葶苈子15 g,泽漆20 g,猪苓20 g,茯苓60 g,泽泻12 g,车前子15 g,楮实子15 g,麦冬15 g,百合12 g,生地黄15 g,人参10 g,黄芪40 g,麻黄4 g,大枣30 g。

功能:破坚利水,益气养阴。

主治:水积肺痿、气阴大伤型肺癌,以恶性胸水憋闷气促为主症。

方解:肺癌胸水的基本病机是水积肺痿,阴气大伤,证势危急。利水恐伤阴,正虚难支,滋阴恐助邪,缓不济急。惟利水与滋阴并用,驱邪与扶正同施为上策。本方是在《金匮要略·肺痿肺痈咳嗽上气病脉证治第七》的葶苈大枣泻肺汤、泽漆汤基础上组成。葶苈子、泽漆破坚散结、利水逐邪为君药。猪苓、茯苓、泽泻、车前子、楮实子助利水之功，麦冬、百合、生地黄滋阴润肺，人参、黄芪益气利水共为臣药。麻黄宣肺利水为佐药。大枣护胃养营，缓和诸药烈性为使药。共奏破坚利水，益气养阴之功。

歌诀：肺痿葶苈泽漆汤，二苓泽车楮麻黄，参芪大枣能益气，冬合地黄养阴良。

张仲景在讲肺痿的时候提出了一个甘草干姜汤，非常特殊。原话是"肺痿吐涎沫而不咳者，其人不渴，必遗尿，小便数，所以然者，以上虚不能制下故也。此为肺中冷，必眩，多涎唾，甘草干姜汤以温之"。据我临床观察，甘草干姜汤是肺癌极不常见的证型，大约占到2%～3%，它属于肺中虚寒，常伴有遗尿、小便数、脑转移。我在西安的时候看过这样一个病例，一个以咯血为主症的老头让我到家里出诊，我一看住的比较阴暗，老头怕冷比较明显，一派寒象，就开了甘草干姜汤的方子，用的是炮姜，考虑到患者体质弱、咯血，就用的原方，结果效果非常明显，这个人一直在我这用了几个月甘草干姜汤。我2004年3月到西安市中医医院肿瘤科以后，查房的时候正好碰到一个从宁夏来的病人，我看他是甘草干姜汤证，因为这种证型比较少见，我也刚到这个单位，如果开海白冬合汤、射干麻黄汤都好办，开甘草干姜汤可是要斟酌再三，我反复用排除法证明纯寒无热，甘草干姜汤无疑，我就大胆地用了甘草干姜汤，加减非常少，大约是加了人参、半夏，开了四副药。第四天的时候主管医生没有找我，我还真记住这个事。到了第八天，病人找我了，我说吃了怎么样，她说吃了四副，效果比较明显感觉很好，再吃四副，效果也很好，我说那你现在渴吗，他说不渴。张仲景说了"渴者属消渴"，为什么呢？因为糖尿病和肺癌常常出现在一起，消渴是阴虚和阳虚同时并见的,所以服了以后就渴,而肺痿的甘草干姜汤证是痼冷沉寒,纯阳无阴虚,在这种情况下即使大量的用甘草干姜汤,在一定程度上化热不会那么快,还未伤津,所以不渴。我上述讲那个老头就是这个例子,服了几个月只感觉到效果好,但是证型变化不大,说明张仲景当时真是经验太丰富了,已经有了鉴别诊断的意思。

还有一个皂荚丸证,也是张仲景在这一篇讲的,"咳逆上气,时时吐浊,但坐不得眠,皂荚丸主之。"实质上是用皂荚来治疗黏痰的。对于肺癌病人,有的痰非常黏,自己就讲"能拉成丝,常常影响睡眠",这种情况下皂荚非常有效,但是单纯用皂荚皂性太强,所以张仲景用的是皂荚丸,和大枣肉同时并用,这个配伍也是非常地道,值得我们学习。《金匮要略》是宋代林亿等把散失的药方整理起来而成的。宋代的大医家已经看到尽管张仲景已经有六个方剂治疗肿瘤了,这在其他病是绝无仅有的,但是和肺痿的临床需要相比是远远不够的,又补充了几个方子。其中最有意思的一个方子叫炙甘草汤,实际上是《外台秘要》中的,当时已经发现肺痿可以用炙甘草汤来治。原话是"肺痿涎唾多,心中温温液液者",看来我们用炙甘草汤不能因为"脉结代"限定眼目,在治疗肺癌的时候也不能因为"抗癌"限定眼目。肺和心同居上焦,肺主一身之气,心主一身之血,当肺痿的时候,肺气不足,宗气不足,心气自然不足,心气不足,心血推动无力,对于老年人来说,出现心供血不足,出现胸痹,出现炙甘草汤证的机会非常大,换句话说,用炙甘草汤养心益气,养阴活血,本来就有助于肺癌患者的恢复。我提出的一个观点叫"肺癌五脏相关论",是以炙甘草汤治疗肺癌作为开头的,炙甘草汤太有名气了,凡是学中医的人哪个背不过"炙甘草汤参桂姜,麦冬生地大麻仁,大枣阿胶加酒服,虚劳肺痿效若神"?我们整天背口歌时有多少人想过肺痿是什么？为什么要用炙甘草汤治肺痿？有多少人用炙甘草汤治肺痿？唐代医家、宋代医家都能看到这一点，能看到在肺癌面前，我们中医尽管方药这么齐全还是很不够的。不仅如此，到了元代，罗天益的《卫生宝鉴》提出肺肾两虚型肺痿的代表方剂人参蛤蚧散。它太有名气了，我们经常用。我也是从事了肿瘤学科工作以后，研究肿瘤和肺痿的关系以后，才发现原来我们这么熟悉的人参蛤蚧散就是治疗肺痿的。我对蛤蚧是情有独钟的，曾经有一年暑假在我们县上把整个县城的蛤蚧用脱销了，一时传为佳话。我用人参抗癌，早年就曾发表"人参抗癌论"，也得到了广泛的临床验证。肺痿的肺肾两虚、肾失摄纳型虚喘非常常见，所以大家要记住人参蛤蚧散也是治疗肺癌的有效方剂。这实际上牵扯到我们现在整天讲经方，怎么对待经方？王焘、林亿、罗天益给我们提供了很好的榜样：不离经方，不拘泥于经方。我们的目的是为了提高疗效，而不仅仅是为了研究经方。人参蛤蚧散用人参大补元气，蛤蚧补肺肾、定喘嗽，为君药，茯苓、甘草和中健脾为臣药，杏仁、贝母化痰下气，知母、桑皮滋阴清热，共为佐药，可谓千古名方。在用人参的时候碰到好多人问我，人参热啊，可不可以用西洋参、太子参、党参代替？这绝对是错误的。人参是非常好的祛邪药，抗癌药。人参的一个成分 HR_3 提出来，制成参一胶囊，是我们国家少有的一类抗癌新药。肺痿出现的虚喘、上气不接下气，除过人参只有蛤蚧。蛤蚧的作用非常强，在肺癌病人大势已去的情况下，我们虽然不能挽狂澜于既倒，但是一天一对蛤蚧，有改善体质，改善通气功能，病人气喘、气短恢复得非常快，我们要取得病人及家属的信赖，不能没有这些有效的将军级大药。人参我一般用 12 g、15 g、18 g，生晒参、红参都可以，现在人参已不像以前那么价值连城，用我的话说就是"昔日王谢堂前燕，飞入寻常百姓家"，不要以为人参有多贵,和好多药相比,人参不贵,但是效价比却很高。蛤蚧也一样,我一次用一对,水煎服,有的人用3 g研末。怎么能研末? 一看蛤蚧就知道研末真是强人所难,而且量也不够。还有一个关于蛤蚧去头足的问题,我从来用蛤蚧不去头足,现在想来我40年来用过的蛤蚧夸张地说有一卡车,没有一个因为没去头足发生问题,甚至我认为头足更贵,没有去的必要。我不管文献怎么说,实践就是这么证明的。人参蛤蚧散是肺肾相关,炙甘草汤是心肺相关,肺癌的咯血我用黛蛤散是肝肺相关,肺癌的咯血是急重症,需要我们中医拿出有效的方药。人都说中医慢,不见得慢,黛蛤散就是治疗肝火犯肺型肺癌咯血的效方。黛蛤散里青黛一般我是用6 g冲服,蛤是海蛤壳,具有清利分化的作用。黛蛤散里解释海蛤壳是具有清肝火,清痰热的作用,其实并不准确,海蛤壳具有分利痰热的作用,使痰和热、邪和热分开,就像厚朴麻黄汤中的麻黄。海蛤壳的分利作用我是从张仲景《伤寒论》141条文蛤散得出的。肺痿还和脾经有关,脾为后天之本,肺属金,脾属土,土生金,肺痿的肺脾两虚型用六君子汤作为基础也是不言而喻的,这样可以看出我所谓的"肺癌五脏相关论"是有一定临床基础的。

经方溯源

《金匮要略·肺痿肺痈咳嗽上气病脉证治第七》:问曰:热在上焦者,因咳为肺痿。肺痿之病何从得之? 师曰:或从汗出,或从呕吐,或从消渴,小便利数,或从便难,又被快药下利,重亡津液,故得之。曰:寸口脉数,其人咳,目中反有浊唾涎沫者何? 师曰:为肺痿之病。若口中辟辟燥,咳即胸中隐隐痛,脉反滑数,此为肺痈,咳唾脓血。脉数虚者为肺痿,数实者为肺痈。

问曰:病咳逆,脉之,何以知此为肺痈?当有脓血,吐之则死,其脉何类?师曰:寸口脉微而数,微则为风,数则为热;微则汗出,数则恶寒。风中于卫,呼气不入;热过于荣,吸而不出。风伤皮毛,热伤血脉。风舍于肺,其人则咳,口干喘满,咽燥不渴,时唾浊沫,时时振寒。热之所过,血为之凝滞,蓄结痈脓,吐如米粥。始萌可救,脓成则死。

上气,面浮肿,肩息,其脉浮大,不治。又加利,尤甚。

上气,喘而躁者,属肺胀,欲作风水,发汗则愈。

肺痿吐涎沫而不咳者,其人不渴,必遗尿,小便数,所以然者,以上虚不能制下故也。此为肺中冷,必眩,多涎唾,甘草干姜汤以温之。若服汤已渴者,属消渴。

甘草干姜汤方

甘草四两(炙)　干姜二两(炮)

右(口父)咀,以水三升,煮取一升五合,去滓,分温再服。

咳而上气,喉中水鸡声,射干麻黄汤主之。

射干麻黄汤方

射干十三枚(一云三两)　麻黄四两　生姜四两　细辛三两
紫菀三两　款冬花三两　五味子半斤　大枣七枚　半夏大者八枚
(洗)(一法半升)

右九味,以水一斗二升,先煮麻黄两沸,去上沫,内诸药,煮取三升,分温三服。

咳逆上气,时时吐浊,但坐不得眠,皂荚丸主之。

皂荚丸方

皂荚八两(刮去皮,用酥炙)

右一味,末之,蜜丸梧子大,以枣膏和汤取三丸,日三夜一服。

咳而脉浮者,厚朴麻黄汤主之。

厚朴麻黄汤方

厚朴五两　麻黄四两　石膏如鸡子大　杏仁半升　半夏半升
干姜二两　细辛二两　小麦一升　五味子半升

右九味,以水一斗二升,先煮小麦熟,去滓,内诸药,煮取三升,
温服一升,日三服。

脉沉者,泽漆汤主之。

泽漆汤方

半夏半升　紫参五两(一作紫菀)　泽漆三斤(以东流水五
斗,煮取一斗五升)　生姜五两　白前五两　甘草　黄芩　人参
桂枝各三两

右九味,口父咀,内泽漆汁中,煮取五升,温服五合,至夜尽。

火逆上气,咽喉不利,止逆下气者,麦门冬汤主之。

麦门冬汤方

麦门冬七升　半夏一升　人参三两　甘草二两　粳米三合
大枣十二枚

右六味,以水一斗二升,煮取六升,温服一升,日三夜一服。

肺痈,喘不得卧,葶苈大枣泻肺汤主之。

葶苈大枣泻肺汤方

葶苈(熬令黄色,捣丸如弹子大)　大枣十二枚

右先以水三升,煮枣取二升,去枣,内葶苈,煮取一升,顿服。

咳而胸满,振寒脉数,咽干不喝,时出浊唾腥臭,久久吐脓如米
粥者,为肺痈,桔梗汤主之。

桔梗汤方

桔梗一两　甘草二两

右二味,以水三升,煮取一升,分温再服,则吐脓血也。

咳而上气,此为肺胀,其人喘,目如脱状,脉浮大者,越婢加半
夏汤主之。

越婢加半夏汤方

麻黄六两　石膏半斤　生姜三两　大枣十五枚　甘草二两
半夏半升

右六味,以水六升,先煮麻黄,去上沫,内诸药,煮取三升,分温三服。

肺胀,咳而上气,烦躁而喘,脉浮者,心下有水,小青龙加石膏
汤主之。

小青龙加石膏汤方

麻黄　芍药　桂枝　细辛　甘草　干姜各三两　五味子　半
夏各半升　石膏二两

右九味,以水一斗,先煮麻黄,去上沫,内诸药,煮取三升。强
人服一升,羸者减之,日三服,小儿服四合。

《外台》炙甘草汤

治肺痿涎唾多,心中温温液液者(方见虚劳中)。
《千金》甘草汤　甘草二两
右一味,以水三升,煮减半,分温三服。

《千金》生姜甘草汤

治肺痿咳唾涎沫不止,咽燥而渴。

生姜五两　人参三两　甘草四两　大枣十五枚

右四味,以水七升,煮取三升,分温三服。

《千金》桂枝去芍药加皂荚汤

治肺痿吐涎沫。

桂枝三两　生姜三两　甘草二两　大枣十枚　皂荚二枚(去皮子炙焦)

右五味,以水七升,微微火煮取三升,分温三服。

《外台》桔梗白散

治咳而胸满,振寒,脉数,咽干不渴,时出浊唾腥臭,久久吐脓如米粥者,为肺痈。

桔梗　贝母各三分　巴豆一分(去皮熬,研如脂)

右三味,为散,强人饮服半钱匕,羸者减之。病在膈上者吐脓血;膈下者泻出;若下多不止,饮冷水一杯则定。

《千金》苇茎汤

治咳有微热,烦满,胸中甲错,是为肺痈。

苇茎二升　薏苡仁半升　桃仁五十枚　瓜瓣半升

右四味,以水一斗,先煮苇茎得五升,去滓,内诸药,煮取二升,服一升,再服,当吐如脓。

肺痈胸满胀,一身面目浮肿,鼻塞清涕出,不闻香臭酸辛,咳逆

上气,喘鸣迫塞,葶苈大枣泻肺汤主之。(方见上,三日一副,可至三四副,此先服小青龙汤一副,乃进。小青龙汤方见咳嗽门中)

对于经方,我们尊崇、学习、模仿、利用是应该的,但是我们也不能仅仅就经方论经方,在临床实践过程中如何使经方发挥更大的作用,更主要的是如何用经方来治疗我们面对的疑难疾病,这就需要我们进一步发扬经方。发扬经方有几个方面:第一是活用,就是扩大了它的应用范围。以前没有用于这个病,现在用于这个病。这几十年来我们的中医同仁做了很多工作,1992年我领衔出版的《经方各科临床新用与探索》一书就是以这个为主题的。第二是化裁,我们是取经方的意,得意忘形,不一定完全照搬经方的所有药。张仲景的好多方子,如鳖甲煎丸、薯蓣丸、升麻鳖甲汤等,我们主要是师其法而不泥其方。第三是在经方小方基础上的合方。这种加减往往是扩大的,几个方子合在一起,经方和时方并用的情况比较多。第四是在经方基础上拟定新方。如前所述,肺癌病中我的两个自拟方希望得到大家的认可、运用和传播,所以附上歌诀。

还要讲一个泽泻汤,我们临床上常用泽泻30 g、白术12 g,量大的时候泽泻50 g,白术20 g,主要用于脑瘤。临床上不管脑胶质瘤、脑转移瘤、还是颅内良性肿瘤我都是以泽泻汤为基本方。因为颅内肿瘤、脑肿瘤总是以痰浊上犯、蒙蔽清窍,清阳不升、浊阴不降为主要病机,泽泻汤虽然药不多,却具备了这个功能。当然如果在实际运用过程中,舌苔黄厚,偏于痰热,我是用黄连温胆汤。举个例子,河北邯郸有个病人,脑胶质瘤术后复发,找到2004年《中医杂志》上我的研究生张若楠和王星发表的《王三虎运用千金方治疗肿瘤经验》中的泽泻汤加黄连温胆汤处方,他直接按着这个方子吃了一年,当今年2月初到西安找到我的时候,他就拿着这本杂志,说"我按着这个方子吃了一年,前十个月效果非常好,这几个月逐渐不能控制病情"。所以辗转找到我本人,我详细了解病情后在这基础上作了加减这样他拿了一个月的药回去了,吃了5副以后家属打电话说有效,3月初病人在家属的陪伴下又找到我,说吃了10副以后效果非常明显,解决了很多问题。痰浊为主的情况下和半夏白术天麻汤合方,我一般加苍术、蛇六谷;如果伴有瘀血的情况下,蜈蚣、全蝎、川芎是我常用的。在这几个基础上,因为巅顶之上,唯风可达,所以防风、荆芥是常用的。

中医号脉治疗疾病名扬海内外,在临床实际中间,舌象提供的信息非常真实、可靠、有分寸,所以我出门诊的时候经常多次反复看舌头。我理解洞察秋毫是看出来的,而摸出来的东西,也就是触觉给我们提供的信息量往往是不够的。所以泽泻汤和这三个方子主要是从舌象上辨别的。在此提供几个病例。柳州一个病人是脑胶质瘤术后,在我这治了七八年,两口子用他们的话说是金童玉女型,但是经济比较困难,还要治病,还不能多花钱,用我的方子控制了六七年,是我的一面旗帜。可是这面旗帜在一次偶然住院的时候发现有先天性心脏病,在做心脏手术的时候走了,病人四十岁左右,心脏病并没有给她造成什么问题,只是在例行检查的时候发现的。这个病例也提醒我们,这种情况是不是需要做手术,也是值得我们医生考虑的。还有一个病例,在柳江县打工的一对夫妻,这个女的得了脑瘤以后做不起手术,还要坚持上班,甚至都没有时间几天来取一次药,因为在一家私企打工,请假很困难,所以这个给我的印象很深。这个人到现在已经坚持了四年,一直用我的中药保守治疗,也一直工作在第一线,CT检查肿块明显缩小。值得一提的是她在QQ上建立了自己的群,每天都发一些很有见证的言论,如果有人给她分门别类整理的话那绝对能出一本书。我曾问她是不是转抄的,她说是原创的。这也是一个奇怪的现象,也有可能是她的肿瘤压迫了一部分脑,结果另一部分开放了,很是奇妙。她是一个打工的工人,文化程度也不高,而且还带病工作,竟能有这么多奇思妙想。以泽泻汤为主中药治疗脑瘤的效果还是比较确实的。大约五六年前有个两岁多的小孩一个胳膊不能上举,实际上也是脑胶质瘤,也不想动手术,在这种情况下找到我,吃了一周小孩自己说手能举起来了。当然这个方子我一直没敢变,一直吃到前一两个月,现在已经上学了。期间我也曾考虑过总是这些药是不是要换些健脾补肾祛风的药,在前一两个月他来的时候我就给他换成健脾补肾的药,从脾肾根本上解决痰之源,但是大约吃了十天以后,他的家属找到我,说小孩子吃了药以后精神有点问题了,有时候大喊大叫,所以我只得又把原来的方子用上,究竟什么原因呢?现在还在观察阶段。肺癌脑转移非常常见,我最值得宣扬的就是我几本书上都提到过的,西安一个人肺癌脑转移在我这治了十一年左右,停药就有症状,不停药就能控制,所以经常有病人问什么时候能停药,这个我就真有点难住了,有时候有些人说吃上药好像还有问题,有些人就不想吃了,不吃药才知道这个药厉害,停药后才知道药是起作用的。

甲状腺癌从西医看来90%以上是可以治愈的,我们也有许多这方面的经验,其中也有专门发表过以小柴胡汤为主治疗甲状腺癌的经验,甚至是甲状腺癌术后复发再用纯中药治好的例子。为什么要用小柴胡汤?因为颈部两侧是少阳经所过,当然也有痰热和气机升降的原因。在小柴胡汤治疗甲状腺癌的时候和治疗淋巴瘤有类似之处,大家知道,颈淋巴、腋下淋巴、腹股沟淋巴经常出现恶性淋巴瘤,尽管是全身的,但是我们发现的往往是少阳经循行路线的,所以甲状腺癌和淋巴瘤我基本上是以小柴胡汤为基础的。

在此基础上我常常加瓦楞子、夏枯草、猫爪草、浙贝母、土贝母、山慈菇增强化痰散结的作用。我想张仲景当年可能没有想到他给我们传授的小柴胡汤竟有如此效力，竟然在1800年以后发挥了更大的作用。

此外，纵隔肿瘤最易形成上腔静脉综合征，常常出现面部肿胀、颈静脉怒张、胸腔憋闷等。我用的是木防己汤。张仲景在痰饮病篇讲到"隔间支饮，其人喘满，心下痞坚，面色黧黑，其脉沉紧，得之数日，医吐下之不愈，木防己汤主之"。他并没有说这是肿瘤，是我从临床上观察得出来的。木防己汤只有四味药：木防己、石膏、桂枝、人参，寒热并用，扶正祛邪，配伍巧妙。更主要的是木防己汤中的石膏好多版本用量都是十二枚，开始的时候我想这是张仲景用量最大的药，鸡子大十二枚，几公斤呢。随着临床的体会觉得这好像不太符合实际，我不去找度量衡、也不去找版本，我想张仲景在木防己汤中煎药用的水和大多数方剂是一样的，这就说明"鸡子大十二枚"是错的，鸡子大一枚是完全可能的，鸡子大一枚相当于多少量呢？大约是60 g到90 g，所以在临床上木防己汤治疗上腔静脉综合征、纵隔肿瘤，我都是用60 g、90 g、120 g。大家知道上腔静脉综合征临床上常常是面红耳赤、甚至前胸都是红赤的，确实符合石膏大量应用的指征，即使没有这些面赤的，为什么要用石膏呢，因为它既有桂枝，也有石膏，是寒热并用的，符合我提出的"寒热胶结致癌论"。传统医家是怎么解释的呢？以尤在泾为代表，他说这叫"痞坚之下必有伏阳"，言外之意，有肿块的地方其间必有内热。寒凝气滞是形成肿瘤的基础，寒邪淤积日久化热，或者寒热胶结才是形成肿瘤的原因。在木防己汤中尤其有所体现。我们说木防己汤证是纵隔肿瘤、是上腔静脉综合征，这个也不能绝对。事实上还有一些水饮、痰饮不是肿瘤的疾病，为什么呢？张仲景说了

"虚者即愈,实者三日复发,复与不愈者,宜木防己汤去石膏加茯苓芒硝汤主之"。虚者即愈,实者反倒复发了,这不是讲不通吗?用我现在的解释是,当有心下痞坚,有肿瘤的时候这就是实,虚实夹杂,以实为主,所以即使用药有效但复发很容易。病根都没去,如果是一般的水饮的话,三日就好了。张仲景真是经验丰富,当然我们要是要求他说的和现代的病名一样,那就真的强人所难了。对纵隔肿瘤张仲景是主张去石膏加茯苓芒硝的,茯苓量大,加强利水作用,芒硝软坚散结无可代替,但是我觉得,石膏也不必去,我们在临床上石膏用几个月,不用不行,所以我们在临床应用中还是要结合实际。

经方溯源

《金匮要略·痰饮咳嗽病脉证并治第十二》:膈间支饮,其人喘满,心下痞坚,面色黧黑,其脉沉紧,得之数十日,医吐下之不愈,木防己汤主之。虚者即愈,实者三日复发,复与不愈者,宜木防己汤去石膏加茯苓芒硝汤主之。

木防己汤方

木防己三两　石膏十二枚(鸡子大)　桂枝二两　人参四两
右四味,以水六升,煮取二升,分温再服。

木防己去石膏加茯苓芒硝汤方

木防己二两　桂枝二两　人参四两　芒硝三合　茯苓四两

右五味,以水六升,煮取二升,去滓,内芒硝,再微煎,分温再服,微利则愈。

肝癌、胆囊癌、胰腺癌是恶性程度很高的肿瘤,都是癌中之王。在上世纪八十年代,破血活血,以后的健脾益气,虽然都能解决一些问题,但是逐步发现,这些方法都有它的局限性,多多少少是针对症状而言的,都有一定的滞后性。经过我多年临床观察及理论探讨,找到了肝、胆、胰的基本病机,也就是和小柴胡汤证的基本病机类似,即寒热并见,气机升降失常,胆胃不和等等,所以小柴胡汤是治疗肝胆脾胰肿瘤的主方。更主要的是小柴胡汤的条文中就有“胁下痞硬者,去大枣,加牡蛎”,我们有多少人注意到这一条? 有多少人想到这个指的是什么病? 我个人认为它就是肝胆脾胰肿瘤的表现。当然“胁下痞硬”也不能说只是恶性肿瘤,但是作为我们肿瘤科的医生看来,它就是肝胆脾胰肿瘤造成的肿块,仁者见仁,智者见智。《金匮要略》黄疸病篇指出“呕而发热者,小柴胡汤主之”,我们是不是把这一条也忽略了? 在讲黄疸的时候,我们能想到茵陈蒿汤、栀子大黄汤、茵陈术附汤? 有几个人想到小柴胡汤,有几个人想到小柴胡汤为什么在黄疸病篇提出? 让我看这就是针对肝胆肿瘤造成的黄疸。

经方溯源

《伤寒论·辨太阳病脉证并治中》:伤寒五六日,中风,往来寒热,胸胁苦满,默默不欲饮食,心烦喜呕,或胸中烦而不呕,或渴,或腹中痛,或胁下痞硬,或心下悸,小便不利,或不渴,身有微热,或咳者,与小柴胡汤主之。

小柴胡汤方

柴胡半斤(味苦,微寒)　黄芩三两(味苦寒)　人参三两(味甘温)　甘草三两(味甘平)　半夏半升(洗,味辛温)　生姜三两(切,味辛温)　大枣十三枚(掰,味甘温)

右七味,以水一斗二升,煮取六升,去滓,再煎,取三升,温服一升,日三服。

后加减法:若胸中烦而不呕,去半夏、人参,加瓜蒌实一枚。若渴者,去半夏,加人参,合前成四两半,瓜蒌根四两。若腹中痛者,去黄芩,加芍药三两。若胁下痞硬,去大枣,加牡蛎四两。若心下悸,小便不利者,去黄芩,加茯苓四两。若不渴,外有微热者,去人参,加桂枝三两,温复取微汗愈。若咳者,去人参、大枣、生姜,加五味子半升,干姜二两。

血弱气尽,腠理开,邪气因入,与正气相搏,结于胁下,正邪纷争,往来寒热,休作有时,默默不欲饮食。脏腑相连,其痛必下,邪高痛下,故使呕也。小柴胡汤主之。

服柴胡汤已,渴者,属阳明也,以法治之。

得病六七日,脉迟浮弱,恶风寒,手足温,医二三下之,不能食,而胁下满痛,面目及身黄,颈项强,小便难者,与柴胡汤。后必下重,本渴,而饮水呕者,柴胡汤不中与也。食谷者哕。

伤寒四五日,身热恶风,颈项强,胁下满,手足温而渴者,小柴胡汤主之。

伤寒,阳脉涩,阴脉弦,法当腹中急痛者,先与小建中汤;不差者,与小柴胡汤主之。

伤寒中风,有柴胡证,但见一证便是,不必悉具。

凡柴胡汤病证而下之,若柴胡证不罢者,复与柴胡汤,必蒸蒸而振,却发热汗出而解。

《伤寒论·辨阳明病脉证并治》阳明病,发潮热,大便溏,小便自可,胸胁满不去者,小柴胡汤主之。

阳明病,胁下硬满,不大便而呕,舌上白胎者,可与小柴胡汤。上焦得通,津液得下,胃气因和,身濈然而汗出解也。

阳明中风,脉弦浮大而短气,腹都满,胁下及心痛,久按之气不通,鼻干不得汗,嗜卧,一身及面目悉黄,小便难,有潮热,时时哕,耳前后肿,刺之小差。外不解,病过十日,脉续浮者,与小柴胡汤。

《金匮要略·黄疸病脉证并治第十》:诸黄,腹痛而呕者,宜柴胡汤。

《金匮要略·呕吐哕下利病脉证并治第十七》:呕而发热者,小柴胡汤主之。

《金匮要略·妇人产后病脉证并治第二十一》:问曰:新产妇人有三病,一者病痉,二者病郁冒,三者大便难,何谓也?师曰:新产血虚、多出汗、喜中风,故令病痉;亡血复汗、寒多,故令郁冒;亡津液,胃燥,故大便难。

产妇郁冒,其脉微弱,不能食,大便反坚,但头汗出,所以然者,血虚而厥,厥而必冒。冒家欲解,必大汗出。以血虚了厥,孤阳上出,故头汗出。所以产妇喜汗出者,亡阴血虚,阳气独盛,敢当汗出,阴阳乃复。大便坚,呕不能食,小柴胡汤主之。

当然治疗肝胆胰肿瘤我们简单地用一个小柴胡汤是不够的,所以在这个基础上就组成了我的自拟方软肝利胆汤。

软肝利胆汤方

组成:柴胡 12 g,黄芩 12 g,法半夏 12 g,红参 12 g,田基黄 30 g,垂盆草 30 g,丹参 20 g,鳖甲 20 g,生牡蛎 30 g,夏枯草 20 g,山慈菇 12 g,土贝母 12 g,元胡 12 g,姜黄 12 g,甘草 6 g。

功能:软肝利胆,化痰解毒,扶正祛邪。

主治:湿热成毒,蕴结肝胆的肝癌、胆囊癌,以肝区胀痛,肿块石硬,面目黄染,食欲不振,舌红苔厚为主症。

方解:本方是在小柴胡汤的基础上化裁而成。《伤寒论》中小柴胡汤证的胸胁苦满、默默不欲饮食就是肝癌的常见症状,尤其是方后加减法中"若胁下痞硬,去大枣,加牡蛎"和《金匮要略·黄疸病脉证并治》中"诸黄,腹痛而呕者,宜柴胡汤"是本方的重要依据。故本方以柴胡疏利三焦气机,为君药,是软肝利胆的前提;黄芩、田基黄、垂盆草清热利湿退黄,法半夏、山慈菇、土贝母化痰解毒,丹参、鳖甲、生牡蛎、夏枯草活血化瘀,软坚散结,人参益气扶正,均为臣药,相辅相成,助君药达到软肝利胆的目的。佐以元胡、姜黄理气止痛;甘草调和诸药中有护肝缓急之力,为使药。共奏软肝利胆、化痰解毒、扶正祛邪之功。

歌诀:软肝利胆柴胡君,三黄三草二夏参,慈菇鳖甲生牡蛎,元胡土贝方是真。

按语:本方已应用 11 年,临床效果确实。作为柳州市科研项目《软肝利胆汤对介入联合三维适形放疗肝癌患者生存质量影响的研究》,证明本方法改善了肝癌患者的生存质量,改善了预后,在一定程度上降低了住院的医疗费用,减轻了患者的经济负担,提高了肝癌病人的生存质量,延长了生存期。已在核心期刊发表论文3篇,培养硕士研究生1名,经技术鉴定,成果达到国内先进水平。

我们也知道,肝胆的肿瘤经常引起腹水,我们在中医内科讲鼓胀的时候碰到一些比较让人摸不着头脑的病机,什么"如囊裹水"等等,其实腹水多半都是恶性肿瘤造成的。我觉得小柴胡汤不仅仅是治疗肝胆肿瘤的,更主要是能疏利少阳三焦之气机。三焦就是水道,用小柴胡汤就非常对证。显然光用小柴胡汤治疗恶性腹水也是不够的,我是和五苓散配合的,就是柴苓汤,还有一些辨病用药,共同组成我的自拟方——保肝利水汤。

新方亮相

保肝利水汤方

组成:柴胡12 g,黄芩12 g,法半夏15 g,红参10 g,黄芪40 g,半边莲30 g,茯苓50 g,猪苓20 g,泽泻20,白术15 g,鳖甲30 g,大腹皮20 g,厚朴12 g,生牡蛎30 g,穿山甲6 g,生姜12 g,大枣30 g。

功能:理气疏肝,健脾益气,利水消胀。

主治:肝郁脾虚,三焦水道壅塞的肝癌腹水,以腹大如鼓,神疲乏力,下肢浮肿,食欲不振,舌体胖大为主症。

方解:本方也是在小柴胡汤的基础上化裁而成。小柴胡汤不仅能和解表里,也能树立三焦,疏通水道。《伤寒论》第230条所谓服小柴胡汤"上焦得通,津液得下,胃气因和,身濈然汗出而解"就是理论依据。故本方以柴胡疏利三焦通调水道,理气疏肝,为君药。黄芩、法半夏,助柴胡之泻肝和胃;红参、黄芪益气利水;半边莲、茯苓、猪苓、泽泻、白术健脾利水;大腹皮、厚朴行气消胀利水,均为臣药。佐以生牡蛎、穿山甲软坚散结,直攻病之巢穴;生姜、大枣护肝和胃中有利水制水之力,为使药。药多量重,乃病势之使然。共奏理气疏肝、健脾益气、利水消胀之功。

歌诀:保肝利水柴去甘,四苓黄芪半边莲,二甲厚朴大腹皮,牡蛎利水又软坚。

按语:本方已应用逾10年,现作为晚期肝癌腹水的主方,已列入广西壮族自治区卫生厅科研项目(gZPT1254)进行深入研究。

我的弟子,广西中医药大学第三附属医院范先基、杨子玉总结了我治疗肝癌的经验,从中可以看出我在肿瘤临床活用经方的实际,引用如下。

1. 中西并用　防治并重

王师认为,对于癌症而言,综合治疗是必由之路,防治并重是当务之急。现代医学对肝癌的治疗,诸如手术、介入、放疗、热疗等,主要着眼于肿瘤组织本身,侧重于解决已经形成的肿块,虽能解决一定问题,但由于对人体的整体情况重视不足,即使局部的肿瘤消失了,但产生肿瘤的环境并没有改变。而中医学则强调人体的整体机能,主要解决为什么产生肝癌的问题,釜底抽薪,消除产生肝癌的内环境。因此,只有中西医结合,才能充分发挥互补作用,达到最佳效果。

王师认为手术、介入等方法是肝癌治疗宏观战略的一部分,这也是整体观念在肿瘤临床的体现。恢复健康就是预防肿瘤术后复发的关键。而如何恢复健康,中医的思路广,方法多,优势明显。另外,癌前病变的治疗也非常重要,我国肝癌患者中 HBV 阳性率高达90%,大约70%是在肝硬化的基础上发展而来。如果不解决肝炎、肝硬化问题,复发就在所难免。只有积极干预,坚持用药,恢复脏腑气血的正常功能,使阴阳调和,才能达到长治久安的目的。

2. 辨病正名,谨守病机

王师认为,"肝著""肝积""黄疸""积聚""鼓胀""癣黄"等与肝癌相关的传统病症名称,均不能体现肝癌的本质。病名是疾病的病因、病机、病位、病程、预后等特殊性的体现,所以,正名非常重要。在当今的条件下,能用中医传统病名如疟疾、肠痈、肺痿等指导诊疗的话,则直接用之。反之,则可借用现代医学病名。中医历代就有兼收并蓄、直接引进当代科学技术成果的优良传统,我们现在也不必强分中西。何况肝癌已经是《gB/T16751. 1—1997 中医临床诊疗术语——疾病部分》的标准病名。只有在肝癌的病名下,我们的研究才能深入,才能探究其基本病机、演变规律和有效方药等等。

王师认为,《内经》强调"谨守病机,各司其属",非常重要,基本病机常常是贯穿疾病始终的主要矛盾,抓住主要病机,就是抓住了根本。肝癌多因感受湿热毒邪,加之情绪不畅、饮食不节,脾胃受伤,以致湿热内生,肝郁化火,枢机不利,脾失运化,痰浊内生,升降失常,日久成毒挟瘀,瘀毒互结,积聚结块,而成肝癌。临床表现为右胁胀痛,或可及肿块,伴有纳呆,乏力,口苦,恶心,腹胀,腹泻,甚或黄疸,面色晦暗,鼻衄,腹大如鼓,吐血,黑便,下肢浮肿等。因此,肝郁脾虚,湿热蕴毒,枢机不利是本病的基本病机。

3. 把握病程,详于辨证

王师从中医角度将肝癌分为早期、中期、晚期的不同病程阶段。早期患者多在体检中发现,多有慢性肝炎病史,此期患者多可采用手术及介入治疗。中医面对的多是手术及介入以后的患者。即使有初诊患者也积极建议手术或介入的同时用中药。临床以口干苦,纳差,胸胁不适,大便干,舌红苔薄,脉弦为主症。病机为肝郁脾虚,枢机不利,邪毒积聚,正虚未甚,以小柴胡汤加味。来柳州市中医院近4年来,王师治疗本期患者1年以上者有十几个,最长者近4年。

中期患者多为手术或介入后复发,或失去手术治疗机会者,病程日久,邪气嚣张,正气亏虚已甚,表现为胁下痞块坚硬,形体消瘦,面色青黄或灰暗,或面色萎黄无华,精神不振,气力低微,纳差,食则腹胀,腹痛腹泻等。此时系毒结肝胆,正虚邪实,法当疏肝利胆,抗癌解毒,扶正祛邪。以王师自拟的软肝利胆汤加味柴胡、黄芩、半夏、人参、垂盆草、鳖甲、丹参、夏枯草、生牡蛎、山慈姑、土贝母、元胡、姜黄、甘草、薏苡仁、茯苓、珍珠草、苏叶、田基黄、桃仁、穿山甲、鳖甲。

晚期多伴有肺、骨等转移灶,或肝功能持续异常、恶病质出现;腹水难消,白蛋白低下,又加反复抽取腹水或利水日久以致阴液亏耗,燥湿相混;或清热过度,脾阳受伤进而累及肾阳,以致阴阳俱损,正气大衰,症见大肉已脱,神情淡漠,声低懒言,形体消瘦,腹胀水肿,口干不欲饮,形寒怯冷;而特殊之处在于患者往往表现为既有肝经热毒的口苦,舌红,眩晕,又有胃寒的喜热饮,遇生冷则胃脘胀满,畏寒,舌苔白等寒热并存的表现,而且难分难解,持续存在。表现为肝胆湿热与脾胃虚寒并存的寒热胶结之象;或湿热蕴毒,热入血分,症见消化道出血,发热,肝掌,蜘蛛痣。其治疗当以留人治病,扶正为主,祛邪为辅,以期提高生存质量,延长寿命。对于阴阳两虚,水停气滞,王师多选用自拟的保肝利水汤加味半边莲、猪苓、柴胡、黄芩、半夏、生姜、大枣、鳖甲、穿山甲、生牡蛎、泽泻、茯苓、白术、厚朴、大腹皮、红参、黄芪、阿胶、附片、补骨脂、淫羊藿、干姜、麻黄等。肝胆湿热,脾阳不足以致寒热胶结者多选用柴胡桂枝干姜汤加减。湿热蕴毒,热入血分者多选用小柴胡汤合犀角地黄汤加减。

4.重视经典,创制新方

王师非常重视《伤寒论》《金匮要略》《神农本草经》等经典在肿瘤疾病当中的应用,根据《金匮要略》提出了"肺癌可从肺痿论治"等新观点。而用小柴胡汤治疗肝癌,就是以《伤寒论》中的小柴胡汤加减法中的"若胁下痞硬,去大枣,加牡蛎",《金匮要略·黄疸病脉证并治》中"诸黄,腹痛而呕者,宜柴胡汤"等为理论依据。小柴胡汤仅用柴胡、黄芩、半夏、生姜、人参、大枣、甘草这常用的7味药,就有寒热并用,补泻兼施,和解表里,疏利枢机,恢复升降,通调三焦,疏肝保肝,利胆和胃等功能。适应证非常广泛,尤其与肝郁脾虚,湿热蕴毒,枢机不利的病机相当合拍。

当然,"古方今病不相能",小柴胡汤也不是专为肝癌而设。所以,王师依据多年的临床实践,在此基础上创制肝癌主方——软肝利胆汤:柴胡12 g,人参12 g,黄芩12 g,垂盆草30 g,半夏12 g,夏枯草20 g,生牡蛎30 g,山慈菇12 g,土贝母15 g,鳖甲20 g,丹参20 g,元胡12 g,姜黄12 g,甘草6 g。方中以柴胡、人参疏肝健脾,为君药,黄芩、垂盆草清利肝胆湿热,为臣药,半夏、夏枯草、生牡蛎、山慈菇、土贝母、鳖甲化痰解毒散结,丹参、元胡、姜黄理气止痛,为佐药,甘草补中益气,调和诸药,为使药。全方共奏疏肝健脾、清利湿热,化痰解毒、软坚散结之功。

对于肝癌晚期最常见的腹水难消之证,王师依据多年的临床实践,认为肝癌腹水的主要病机是肝郁脾虚,气滞水停,故在小柴胡汤基础上创制专方——保肝利水汤：柴胡12 g，人参10 g，黄芩12 g，生姜6 g，茯苓30 g，白术15 g，黄芪40 g，半边莲30 g，猪苓30 g，泽泻20 g，厚朴12 g，大腹皮20 g，半夏15 g，鳖甲30 g，穿山甲6 g，生牡蛎30 g，大枣6枚。方中以柴胡、人参疏肝健脾，为君药，黄芩、生姜辛开苦降助柴胡疏理肝气，茯苓、白术、黄芪助人参益气利水，共为臣药，半边莲、猪苓、泽泻、厚朴、大腹皮行气利水，半夏、鳖甲、穿山甲、生牡蛎化痰散结，为佐药，大枣和中护胃，为使药。全方共奏疏肝健脾、行气利水、软坚散结之功。

"软肝利胆汤""保肝利水汤"作为院内制剂，在柳州市中医院应用3年来，治疗患者500余人次，药性平稳，除治愈个案外，一般能够有效控制病情，防止复发转移，提高生命质量，延长寿命。建立了涉及国内24个省市区长期用药的患者群。也充分体现了王师在治疗肿瘤时强调的"和缓建功"的思想。王师认为肿瘤的治疗中如以除恶务尽之心一味地使用攻伐峻烈之品，往往加速病情进展，适得其反。故应立足于患者的整体情况，以人为本，以消除肿瘤为辅，达到带瘤生存的目的。

5. 病案举例

案1 郑先生，52岁。广西柳州市民工。因黄疸10天，于2004年8月16日在柳州市某医院拟行肝癌切除术。术中发现肿瘤太大，无法切除，乃行肝门部胆管取癌栓术、左右肝管引流术。术后诊断：1. 原发性肝癌；2. 胆管癌；3. 胆管结石；4. 慢性乙肝。于9月10日出院，服用肝泰乐等药物。2004年11月18日初诊：形体消瘦，带胆汁引流管，声低气怯，两目微黄，食欲尚可，口酸，小便时黄，大便稀，舌红，苔薄黄，脉弦。辨证：湿热成毒，壅结肝胆，邪胜正衰。法当清利肝胆湿热，解毒抗癌，软坚散结，扶正祛邪。自拟软肝利胆汤加减。药用：柴胡12 g，黄芩12 g，半夏12 g，红参12 g，田基黄30 g,垂盆草30 g,鳖甲20 g,丹参20 g,夏枯草20 g,生牡蛎30 g,山慈菇12 g,土贝母12 g,元胡12 g,姜黄12 g,甘草6 g。5副,每日1剂,水煎分2次服。2005年11月23日复诊,药后平稳。患者自述因医院告知来日无多,恐在柳州丧葬花费太巨,要求带药方回湖南老家。乃嘱原方带回,坚持服用,未必那么悲观。

2005年6月17日第3诊,精神气色判若两人,自述回家坚持服药后,病情日见好转,无明显不适,已如常人。2005年5月18～20日在柳州原初诊的医院复查B超、CT,肝胆脾胰未见异常。乃取出胆汁引流管。舌红苔薄,脉弦。恐死灰复燃,仍用原方7剂,巩固疗效。

2005年7月9日第4诊,无明显不适,为谋生而自行恢复原先工作。舌红苔薄,脉弦。乃小其剂,防止复发,小柴胡汤加味,药用:柴胡12 g,黄芩12 g,半夏12 g,红参10 g,田基黄30 g,鳖甲20 g,莪术12 g,姜黄12 g,甘草6 g。5副,每日1剂,水煎分2次服。

其后续断来诊,以上方为主,每次7副左右,偶以叶下珠、厚朴、大腹皮、白术、茯苓、薏米酌情加一二味。

2006年10月24日第30诊。健康如常,仍用上方。表示要尽经济可能坚持来诊以防复发。

2007年11月29日第51诊,至今距初诊已3年多,无明显不适,打工挣钱,每月2次,定时来诊,保持健康,预防复发。

按语:中药治愈肝癌、胆管癌肯定是极个别的例子。但偶然中有必然,只是希望这种偶然更多一些,帮助我们找出规律性的东西来,从而提高肿瘤治疗效果。

案2 韦先生,57岁。广西柳州市人。体检时发现原发性肝癌。2005年7月4日行肝癌切除术。术后病理诊断:肝细胞性肝癌。随后介入化疗1次。2005年7月28日初诊:形体偏弱,面色萎黄,浑身无力,不欲饮食,大便偏稀,睡眠不好,舌质黄,苔稍黄中厚,有齿痕,脉弱。肝功化验:总胆红素36 μmol/L,直接胆红素17.1 μmol/L,谷丙转氨酶621 U/L,谷草转氨酶340 U/L,白蛋白34.1 g/L,球蛋白33.6 g/L,A/ g1.0。辨证为肝郁脾虚,积毒未尽。以疏肝健脾,软坚散结为法,自拟软肝利胆汤加减:柴胡12 g,黄芩12 g,半夏12 g,红参10 g,生姜6 g,甘草6 g,茯苓20 g,白术12 g,苍术10 g,猪苓15 g,麦芽12 g,内金12 g,穿山甲6 g。3副,每日1剂,水煎分2次服。3日后复诊,症减,身痛,上方加防风6 g,黄芪30 g,叶下珠20 g。7副,每日1剂,水煎分2次服。

2005年9月10日第10诊,患者自觉精神好转许多,因骨髓抑制严重不愿意再进行化疗,全凭中医治疗。根据便稀,耳鸣,食欲不振,舌淡,苔白水滑,脉弱。辨证属肝胆湿热与脾肾阳虚并见,兼有血虚。当疏肝利胆,寒热并用,攻补兼施。仍以自拟软肝利胆汤加减:柴胡12 g,黄芩12 g,半夏12 g,红参10 g,生姜6 g,甘草6 g,茯苓20 g,白术12 g,苍术10 g,猪苓15 g,麦芽12 g,内金12 g,穿山甲6 g,干姜10 g,桂枝10 g,补骨脂10 g。每日1刘,配合成药益血生胶囊口服。

2005年10月10日第15诊,仍腹泻,舌有齿痕,脉弱。肝功化验明显好转:总胆红素9.6μmol/L,直接胆红素3.5 μmol/L,谷丙转氨酶95.8U/L,谷草转氨酶115.5U/L,白蛋白38.8 g/L,球蛋白37.6 g/L,A/g1.0。上方加乌梅12 g,五味子15 g。每日1剂。

2005年10月27日第19诊,大便已基本正常,食欲可,耳鸣减轻,略显乏力,面黄,又出现皮肤红疹瘙痒,腰以上明显,夜半尤甚,影响睡眠,舌淡胖,有齿痕,苔薄,脉弦。辨证:脾虚湿盛风生,在不离辨病之主题的基础上,重视健脾安神,小柴胡汤加味:柴胡10 g,黄芩10 g,半夏12 g,党参10 g,炙甘草6 g,茯苓30 g,白术12 g,苍术10 g,黄芪20 g,生龙骨15 g,生牡蛎15 g,酸枣仁20 g。每日1剂。后增加地肤子20 g,白藓皮20 g。

2005年11月18日第24诊,瘙痒消失,便稀,耳鸣,舌淡,苔白,脉弱。辨证属肝胆湿热仍在,肾阳虚大显。处方:柴胡10 g,黄芩12 g,半夏12 g,红参15 g,炙甘草6 g,茯苓20 g,白术12 g,猪苓15 g,黄芪40 g,杜仲12 g,补骨脂12 g,菟丝子12 g,淫羊藿15 g,骨碎补15 g,枸杞子12 g,当归12 g。每日1剂。

2006年1月9日第36诊,自述40多天病情稳定,近日精神略差,头痛,食欲减退,舌淡,苔薄,脉数。考虑患者中医治疗已5个多月,病情有反复,建议住院复查。结果:谷丙转氨酶60.2 U/L,谷草转氨酶74.5 U/L,血红蛋白87 g/L,甲胎蛋白24.5 ng/mL。B超提示:1.肝弥漫性病变;2.肝内稍低回声——肝癌术后?占位?胸片提示:右第5肋骨腋段骨转移可能性大。患者及家属坚决拒绝进一步检查,要求出院保守治疗。继用上方减量,因便稀,耳鸣好转而停用温补肾阳药,并配合复方斑蝥胶囊口服。

2006年7月16日第76诊,坚持用药,病情基本平稳,食欲略增,眠差,腹胀。舌红,苔薄黄,脉弦。复查总胆红素21.7 μmol/L,直接胆红素9.8 μmol/L,谷丙转氨酶110 U/L,谷草转氨酶95 U/L,甲胎蛋白6.2 ng/mL。B超提示:肝右后叶可探及一大小约23 mm×18 mm的稍低回声区。辨证属肝胆热毒未尽,仍当清利肝胆湿热,调气机,健脾气。自拟软肝利胆汤加减:柴胡10 g,黄芩10 g,半夏12 g,红参12 g,生姜6 g,甘草10 g,茯苓30 g,白术12 g,薏米30 g,黄芪30 g,夏枯草30 g,垂盆草30 g,穿破石20 g,鳖甲30 g,厚朴10 g,枳实12 g。每日1剂。

2006年9月12日第91诊,渐趋康复,精神、气色、行动、食欲、睡眠、二便几如常人,舌淡,有齿痕,脉弱。湿热毒邪已退,肝气虚当补,取《内经》辛酸补肝,甘以健脾之意。药用:桂枝 12 g,细辛 5 g,乌梅 10 g,白芍 12 g,甘草 6 g,黄芪 40 g,红参 12 g,苍术 12 g,白术 20 g,茯苓 20 g,薏米 30 g。每日 1 剂。

2006 年 10 月 28 日第 104 诊,精神、气色、行动、食欲、睡眠、二便几如常人,舌淡,有齿痕,脉弱。继用上方巩固疗效。

2008 年 1 月 13 日第 206 诊。无明显不适,正常工作。9 个多月来,多次复查,B 超未再提示以前探及肝右后叶稍低回声区,肝功、甲胎蛋白均在正常范围。

按语:本例病情变化较多,除以自拟软肝利胆汤加减、小柴胡汤加味疏肝利胆作为辨病主方外,依病情适时变化,健脾温肾补肝,软坚散结,寒热并用,攻补兼施,主次分明,进退有度,又赖患者主意坚定,不见异思迁,持之以恒,获得了较好疗效。

除上述肝癌的治疗之外,还要讲一个黑疸。黑疸是《金匮要略》中首先提出的,也是我们很难和现在疾病相对应的条文。我在临床中发现,黑疸就是肝胆肿瘤的一个特殊证型,所以我在软肝利胆汤基础上强调了活血健脾补肾,组成了治疗黑疸的方子,这么多年效果非常好,《中医杂志》有专题报道,也有很多没有报道的案例。有一个小伙以前有下肢静脉曲张,因黄疸住到某三甲医院,住了一两个月,黄疸指数由二百多升到四百多,然后又住到某三甲中医院,黄疸指数始终徘徊在四百四十左右。在这种情况下家属找到我,急得把我挡在电影院门口。我就开了一个方子说先吃,随后准备住院治疗。直到住院检查时,已经吃了五六副药了,黄疸指数退到三百六了,在这个时候还不能说明一定是我这个方子的效果。我记得一个年轻医生跟病人讲,因为确实查不出来是什么病,他怀疑是胆管细胞瘤一类的恶性肿瘤,说“这个病全世界不超过五例,你到北京，甚至要到美国去治，最长活一年"。结果还好，家属没有改变主意，没有用任何西医措施，就是用我的方子。当然在这个软肝利胆汤基础上我还取了柴胡桂枝干姜汤意。我认为这是湿热向寒湿转化，脾肾两虚、瘀血水饮互结，病机比较复杂，方子也比较长，我在这里不念组成了。吃了这个方子以后，黄疸指数处于一个非常好的下降曲线，不到一个月，连反弹都没有，就正常了。这个人现在出院三四年了，偶尔还在我门诊上看，已经完全恢复健康。软肝利胆汤是肝胆肿瘤的基本证型，但我经常在这个基础上考虑的是柴胡桂枝干姜汤，也就是疾病由湿热向寒湿转化后的对之方。我们要有预见性，这就是辨病，也就是在辨病条件下的辨证。尽管张仲景的柴胡桂枝干姜汤说"心下有微结"，说的不是很严重，但是提早的温护肾阳，用干姜、桂枝，非常有效的药，是我们值得发扬的。当然在疾病后期，不仅要用保肝利水汤，还常用猪苓汤，因为肝胆湿热成毒既可以造成脾虚气滞血瘀水停，也可以造成阴虚水停，甚至阴虚水停更加常见，更为棘手，更需要我们突破既定的思维模式，所以养阴利水才是我们的拿手锏。

　　如果是简单的脾虚水停的话，一打速尿（呋塞米）就好了，而肿瘤后期往往是阴虚水停，用速尿（呋塞米）根本不起作用，打二十毫升速尿（呋塞米），尿出十几毫升，在这种情况下我们可不能只利尿，强行地利尿，用张仲景的话说"一逆向引日，再逆促命期"。养阴利水中医很有奥妙，猪苓汤是代表，当然我们掌握的不仅仅是猪苓汤。治疗肝胆肿瘤我的四个系列方为：软肝利胆汤、保肝利水汤、柴胡桂枝干姜汤、猪苓汤，这就形成了辨病条件下辨证论治的体系，也体现了疾病由早到晚的基本过程。在讲小柴胡汤的时候有一个治疗恶性淋巴瘤的病例和大家分享。这是 2005 年 5 月确诊的霍奇金淋巴瘤，化疗 9 个疗程，放疗 2 次，化疗第 4 次开始效果不太明显了,就在我这里治,大约前后治了38次,到2009年4月,这个病可以说是治好了。当时我的治法是清解少阳,止咳化痰,方子:柴胡12 g、黄芩12 g、半夏18 g、胆南星8 g、夏枯草30 g、山慈菇15 g、土贝母20 g、三棱12 g、莪术12 g、穿山甲12 g、鳖甲30 g、生牡蛎30 g、全瓜蒌20 g、桔梗10 g、牛蒡子10 g、甘草10 g、八月札10 g、红参10 g。有人可能说,看你用那么多药,甚至穿山甲12 g,多贵啊!唉,我何尝不想用两三味药把病治好啊,但是临床教训了我,我只能符合临床规律,而不是想当然。

经方溯源

《金匮要略·黄疸病脉证并治第十五》:黄家日晡所发热,而反恶寒,此为女劳得之。膀胱急,少腹满,身尽黄,额上黑,足下热,因作黑疸。其腹胀如水状,大便必黑,时溏,此女劳之病,非水也,腹满者难治,用硝矾散主之。

硝矾散方

硝石　矾石(烧)等分

右二味,为散,以大麦粥汁和服方寸匕,日三服。病随大小便去,小便正黄,大便正黑,是候也。

我们中医在几千年发展过程中,有"猴子搬苞谷"的趋向,把很多有用的东西丢掉了,尤其是近几十年,这可能是受现代医学的影响太大的原因。比如说"风为百病之长",我们哪个中医不知道这一条,但是临床上有多少病是从风论治的?因为风来无踪去无影,对肿瘤科的大夫来说，这种虚无缥缈的、看不见摸不着的病因和有形的肿瘤很难联系在一起，但是我们也没有创造出更新的名言，就像叶天士说的"养阴不在血，而在津与汗，通阳不在温，而在利小便"。新的名言没有创造出来，旧的名言又被我们忘了，这也是我们中医之所以临床阵地萎缩的一个原因。我提出了"风邪入里成瘤说"。一个理论的提出不是空穴来风，它是要以方剂为依据的，因为方剂是连接理论和临床的桥梁，方剂更能说明一些真理。比如说，乌梅丸治疗胆道蛔虫、治疗久痢，那久痢的原因是什么？乌梅丸中这么复杂的药仅仅用寒热错杂不好理解，黄金昶教授用乌梅丸治疗胰腺癌，我用乌梅丸治疗腹部肿瘤、肠道肿瘤以腹泻、腹痛为主的证型。乌梅丸中有些药我们不一定理解，比如说川椒，我们一般方剂解释其散寒止痛，实际上川椒是祛风止痛药。《名医别录》中对花椒的解释是"除六腑寒冷，散风邪瘕结"。《日华子本草》中明确说花椒"破症结"，我们认识花椒应该从祛风的角度理解。当然，如果从祛风的角度，还有当归养血祛风，细辛散寒祛风等都值得我们探讨。肠道的肿瘤传统叫肠风脏毒。脏毒和肿瘤还类似一些，而肠风常常被痔疮所代替。其实肠风就是肠道肿瘤的一个病名，风邪入肠也是形成肠道肿瘤的一个重要病机。中医是一门临床实践学科，我们在临床上就能听到有病人自己说肚子里有风，有些人没有说，没有说我们凭什么说它是有风呢？下痢，尤其是久痢，我们以前理解为脾肾阳虚，寒湿困脾，很少有人想到风。风善行而数变，食物还不等消化就出来了，所以风邪就是下痢的一个原因，痛泻要方里面用防风就有这个意思。乌梅丸风的表现还在于"气上撞心"，"撞"和"冲"应该是一个同义词，张仲景在不同地方用的不一样，这都是风邪在里的表现。关于肿瘤的症状学，我觉得这是值得我们中医肿瘤专家下功夫的。我们把肿瘤治了，把患者最痛苦的症状解决了没有？我认为把肿瘤症状消除了，就是使脏腑经络气机得到恢复，脏腑经络阴阳气血平和了就具有防癌抗癌的能力，癌细胞就没有了生存的空间和环境。有个患肺癌的老太太在某肿瘤医院住院，住了好久就是解决不了拉肚子的问题。她女儿找到我，我说你只要让她住在我这个科室，我保证她一星期内解决大便问题。结果住到我们科以后就用乌梅丸，自从用上乌梅丸一周都没有大便，因为肠道已经空了，当风邪去了以后粪便逐步积累有一个过程。此后老太太在我这里住了半年多，因为我解决了她的问题。

小建中汤非常有名，但是因为饴糖不好找，所以知道的人多用过的人少，全国的中医院药房里提供饴糖的少之又少，只不过最近几年因为膏方的推行，饴糖在少数医院里具备了。不仅小建中汤用得少，更主要的是大建中汤用得更少。我们这么优良的武器为什么不用呢？因为我们对大建中汤的主药不清楚。我认为大建中汤的主药是花椒。大建中汤是祛风止痛的方剂，有花椒、人参、干姜、饴糖，以花椒为君药，扶正祛邪，祛风散寒止痛，大建中汤证"心胸中大寒痛，呕不能饮食，腹中寒，上冲皮起，出见有头足，上下痛而不可触近，大建中汤主之"。攻冲作痛是肠道风邪的一个指征，我们用以经解经的方法来说明，《金匮要略·腹满寒疝病篇》就有"夫瘦人绕脐痛，必有风冷，谷气不行，而反下之，其气必冲，不冲者，心下则痞也"。也就是说攻冲作痛、绕脐痛、撞击痛就是风邪在胃肠道的表现，当以下痢为主症的时候是乌梅丸证，当以腹痛为主的时候类似我们现在所谓的不全性肠梗阻或肠梗阻。碰到肠梗阻我们多半想到的是大承气汤一类的通便药，我们怎么就没有想到祛风散寒缓解挛急止痛的大建中汤呢？张仲景就是这样用的。自从认识到这个问题以后，正好有一个病人是从外科转来的，肠道肿瘤术后疼痛不能缓解,到什么程度呢?打了十几天杜冷丁(哌替啶)也不能解决问题。跟我实习的学生说这位患者正好是他在外科时的老师主管的病人,我说为什么能上冲皮起,出见有头足,就是因为人太瘦了,恶病质出现了,这个时候非用大建中汤不可。结果用了大建中汤3天,这个病人就找来了,止痛效果非常好。说明我们用准了方药。真是"言不可治者,未得其术也"。我们熟悉的薯蓣丸,岳美中等老一代的专家非常推崇,但是始终没有说清楚为什么好,或者说没有让我们心服口服真正理解的理论。我从风邪入手,认为薯蓣丸就是祛风的。张仲景说得很清楚:"虚劳诸不足,风气百疾,薯蓣丸主之。"为什么说得这么简单呢?连症状都没有讲。因为症状太多了,五花八门,干脆都不讲了。直接说病因病机得了。当我们临床上包括肿瘤在内的许多消耗性疾病到最后了,百废待兴,寒热错杂,症状迭出,你没有办法抓住主症,抓住风邪就有提纲挈领、执简驭繁的作用,这是我们从复杂到简单时候的办法,抓住主要病机,当主要病机解决了,其他病机也就迎刃而解了。当然,越是危重病用药越要少。"虚劳诸不足"是慢性病、消耗性疾病,张仲景用的薯蓣丸。薯蓣就是山药,山药能干什么呢?山药能祛风,这是被我们忽略了的。在《本草纲目》中对山药的总结4句话,前两句就有"祛冷风、头面游风,强筋骨,壮脾胃"。我说薯蓣丸是祛风剂,除了山药本身以祛风为主以外,人参、茯苓、甘草培土熄风,当归、地黄、芍药、川芎养血熄风,麦冬、阿胶滋阴熄风,柴胡、防风、桂枝解表祛风,都是配合山药的祛风来组成的,这就是张仲景的高明之处,要不从这个角度讲,怎么也想不通他为什么要用这些药。活血祛风张仲景用红蓝花酒,"妇人六十二种风,及腹中血气刺痛,红蓝花酒主之。"红花就是活血祛风药。《备急千金要方》治多种积聚用万病积聚丸,孙思邈也用了执简驭繁的方法,这个方子只有一味药,蒺藜。蒺藜就是祛风治肿瘤的药。《神农本草经》中讲到蒺藜"主恶血,破癥结积聚"。后代也有人用蒺藜作为治疗乳腺癌的药,疏肝祛风,这是值得我们学习的。

经方溯源

《金匮要略·腹满寒疝宿食病脉证治第十》:夫瘦人绕脐痛,必有风冷,谷气不行,而反下之,其气必冲,不冲者,心下则痞也。

心胸中大寒痛,呕不能饮食,腹中寒,上冲皮起,出见有头足,上下痛而不可触近,大建中汤主之。

大建中汤方

蜀椒二合(去汗)　干姜四两　人参二两

右三味,以水四升,煮取二升,去滓,内胶饴一升,微火煎取一升半,分温再服;如一炊顷,可饮粥二升,后更服,当一日食糜,温覆之。

《金匮要略·血痹虚劳病脉证并治第六》虚劳里急,悸,衄,腹中痛,梦失精,四肢酸疼,手足烦热,咽干口燥,小建中汤主之。

小建中汤方

桂枝三两(去皮)　甘草三两(炙)　大枣十二枚　芍药六两
生姜三两　胶饴一升

右六味,以水七升,煮取三升,去滓,内胶饴,更上微火消解,温服一升,日三服。(呕家不可用建中汤,以甜故也)

虚劳诸不足,风气百疾,薯蓣丸主之。

薯蓣丸方

薯蓣三十分　当归、桂枝、干地黄、曲、豆黄卷各十分　甘草二十八分　芎䓖、麦门冬、芍药、白术、杏仁各六分　人参七分　柴胡、桔梗、茯苓各五分　阿胶七分　干姜三分　白敛二分　防风六分　大枣百枚(为膏)

右二十一味,末之,炼蜜和丸,如弹子大,空腹酒服一丸,一百丸为剂。

我们学经方的目的是为治病的,所以张仲景的是经方,孙思邈的也是经方。我研究生阶段是学伤寒的,我研究生毕业十年以后,就把精力转到《千金方》上。1998 年出了一本书《120 首千金方研究》。最近几个月,自进入微信群以后,好多人通过微信来买这本书,说明大家有一个共同感觉,学术是一脉相承的。孙思邈六千多首方剂,被我们真正用的并不多。我当时采取的方法是,凡是孙思邈见到文献用过的,自己用过的,或是后代医家用过的,只要有文献就找出来,所以从六千多首中找出了 120 首进行整理。给我带来最大用处的是两个方子,先讲一个独活寄生汤。它是我治疗肿瘤骨转移、多发性骨髓瘤的基本方。表面上看独活寄生汤也没有什么抗肿瘤药,但它针对的病机是肝肾亏虚、气血不足、风寒入中、痹阻不通,符合肿瘤骨转移的基本病机,更主要的是根据现代药理学研究,它的十五味药中有十一味药都有抗肿瘤作用。这是我当时从《千金方》的研究走入肿瘤领域的开篇之作。我在第四军医大学带的第一个研究生张若楠,就做的是独活寄生汤抗肿瘤作用的实验研究。实验证明在离体的条件下该方对肿瘤细胞也有杀伤作用,大大出乎我们意料。不是毒药才能毒死肿瘤,糖就能毒死肿瘤。多糖类物质是我们发现最早的中药抗癌的有效成分。

我除"风邪入里成瘤说"以外还提出了"寒热胶结致癌论"。我们古代医家比如说对食道癌、胃癌争论不休,各自主张不一样,站在我们现代的观点来看,古代医家由于多种原因,诊断不明确,患者医疗需求也不高,像我们现在这样连续治疗几年的机会比较少,所以古代医家看到的肿瘤往往是片段的,有说寒有说热。事实上,单纯的寒、单纯的热都不足以造成肿瘤,这是寒热胶结的结果,难分难解。到明代张景岳的时候已经看到了,所以他举出的一些例子,一些药实质上也是寒热并用的,他说"皆属良法美意"等等,但是他没有提出理论。我提出"寒热胶结致癌论"的具体证据也是以经方做支撑的。比如说半夏泻心汤就是胃癌的基本方,寒热并用、补虚泻实、辛开苦降,非常符合胃癌的基本病机。我在其基础上加了瓦楞子、浙贝母、海螵蛸等组成基本方。从临床来看,胃癌的寒热胶结证型占到十分之七八。我现任徒弟周婷写的一篇文章《王三虎治疗胃癌的常与变》,"常"指半夏泻心汤,"变"就是四神丸、麦门冬汤等,虽然比例非常少,但是在临床上还是能见到。这篇文章入选 2013 年"全国名老中医经验总结及优秀论文评选大会"。300 篇文章中选 60 篇获奖,这篇是一等奖的第一名,随即在《中国中医药报》整篇予以报道。可以看出理法方药,理要先行,理法方药要成体系。

大家知道黄土汤是治疗阳虚便血,试问有多少人是用黄土汤治疗阳虚便血的?阳虚便血究竟是什么病?如果不从寒热胶结理解,大家可能认为类似痔疮一类,但痔疮一类基本上造成不了阳虚便血。黄土汤本身也并不仅仅是温补脾阳止血的,其中的黄芩、生地被我们忽略了,因为大家往往没有寒热胶结的概念,所以只能说这是温脾阳的,黄芩、生地用来制约温燥之性的。有用两味药来制约那两三味药的吗? 这明明是两两相对。所以我认为黄土汤就是寒热并用的,治疗大肠癌晚期出血,因为出血多了,阴损及阳了,寒热胶结的一个好方子。如果没有寒热胶结这个概念,我们经方没法学,黄土汤就是例子。用以经解经的方法倒是好方法,就在黄土汤这条上面有条文"吐血者,柏叶汤主之"。如果用我的"寒热胶结"的观点看,柏叶汤治疗的是胃癌吐血,所以干姜、艾叶、侧柏叶寒热并用止血,下面的条文不言而喻也是寒热并用的。如果我们站在这个角度讲柏叶汤就有用了,要不我们的柏叶汤也不被大家理解。年前,融安县一个退休副书记,是食道癌,在我这里治疗了三年,突然大出血,禁食,他老伴到柳州找我开药。我说也不能长期禁食下去,不用药瘀血不除啊,旧血不去,新血不生。我采取简单的柏叶汤方法:艾叶、人参、炮姜、大黄。结果出乎意料的好。

还有一个方子可能大家没有想到,薏苡附子败酱散。用我的观点看,它就是治疗肠道肿瘤寒热胶结的一个方剂,薏苡仁的有效成分被提取出作为康莱特大行其道,疗效确实。其中附子和败酱草寒热并用,就是针对肠道肿瘤的一种特殊设计,至少我临床上就是这样用的。没有寒热并用的观点我们还解决不了温经汤的问题。温经散寒的汤剂中为什么有麦冬、丹皮,张仲景的条文中哪一条是寒,"手掌烦热,唇口干燥"恰恰说的是热。实际上张仲景在《金匮要略》中正是这种"略于常而详于变"的风格。温经汤虚寒的那一套不用说了,热的这一套他倒说了。大家再看看妇科肿瘤,张仲景在温经汤前早就说过"寒入胞门",几十种妇科病都与风寒有关。现在我们一说癌症就是环境污染,环境固然污染,但是我们不能以偏概全。超短裙也好,穿的单薄也好,经期受寒也好,都是造成寒邪从下而入造成肿瘤的一个重要原因。

经方溯源

《金匮要略·惊悸吐血下血胸满瘀血病脉证治第十六》：吐血不止者，柏叶汤主之。

柏叶汤方

柏叶、干姜各三两　艾三把
右三味，以水五升，取马通汁一升，合煮取一升，分温再服。

下血，先便后血，此远血也，黄土汤主之。

黄土汤方

甘草、干地黄、白术、附子(炮)、阿胶、黄芩各三两　灶中黄土半斤
右七味，以水八升，煮取三升，分温二服。

《金匮要略·疮痈肠痈浸淫病脉证并治第十八》：肠痈之为病，其身甲错，腹皮急，按之濡，如肿状，腹无积聚，身无热，脉数，此为腹内有痈脓，薏苡附子败酱散主之。

薏苡附子败酱散方

薏苡六十分　附子二分　败酱五分
右三味，杵末，取方寸匕，以水二升，煎减半，顿服。（小便当下）

《金匮要略·妇人杂病脉证并治第二十二》：妇人之病，因虚、积冷、结气，为诸经水断绝。至有历年，血寒积结胞门，寒伤经络，凝坚在上：呕吐涎唾，久成肺痈，形体损分；在中：盘结，绕脐寒疝，或两胁疼痛，与藏相连；或结热中，痛在关元，脉数无疮，肌若鱼鳞，时着男子，非止女身；在下：未多，经候不匀，冷阴掣痛，少腹恶寒，或引腰脊，下根气街，气冲急痛，膝胫疼烦，奄忽眩冒，状如厥癫，或有郁惨，悲伤多嗔，此皆带下，非有鬼神。久则羸瘦，脉虚多寒，三十六病，千变万端，审脉阴阳，虚实紧弦，行其针药，治危得安，其虽同病，脉各异源，子当辨记，勿谓不然。

问曰：妇人年五十，所病下利数十日不止，暮即发热，少腹里急，腹满，手掌烦热，唇口干燥，何也？师曰：此病属带下。何以故？曾经半产，瘀血在少腹不去，何以知之？其证唇口干燥，故知之。当以温经汤主之。

温经汤方

吴茱萸三两　当归二两　芎穷二两　芍药二两　人参二两
桂枝二两　阿胶二两　生姜二两　牡丹皮二两(去心)　甘草二两
半夏半升　麦门冬一升(去心)

右十二味，以水一斗，煮取三升，分温三服，亦主妇人少腹寒，久不受胎，兼取崩中去血，或月水来过多，及至期不来。

还有我提出的一个"燥湿相混致癌论"的观点。这个观点的支撑方剂我在肺痿中间已经讲过了，就是麦门冬汤。还有我们提到的瓜蒌瞿麦丸，一方面用瓜蒌、天花粉滋阴润燥，消疮排脓，一方面用瞿麦利水，它是治疗泌尿系统肿瘤的一个非常好的方子，也是针对燥湿相混病机的。还有一个方子，当归贝母苦参丸，我的老师在妇科课堂上对其大加推崇，但始终也没有说出它为什么好，它的适应证是什么。如果不解决这个问题，再好的方子都是空口无凭。那么用什么方法呢？以药测证也是学习张仲景经方的拿手铜。其中当归养血润燥，贝母润肺止咳，苦参燥湿渗湿，是针对泌尿系统疾病燥湿相混的方剂，这三个药是绝配。这是我治疗膀胱癌的主方。我的"燥湿相混致癌论"其中就有以当归贝母苦参丸作为例子的地方。有个老太太到我门诊上来，对门口坐着的实习生说："王三虎，我想让你给看看。"口上叫的王三虎找的面对着却是实习生。我说："你看他像王三虎还是我像？"她说："那牌子对的是他。"我开玩笑地说："是我不知道自己叫王三虎还是咋的？"玩笑过后我说："你咋了？我就是王三虎。"老太太说她是膀胱癌，尿道疼痛非常明显。我说只要你信我，一个星期让你见效。我就用的当归贝母苦参丸，效果非常好，我印象深刻。

经方溯源

《金匮要略·消渴小便不利淋病脉证并治第十三》：小便不利者，有水气，其人若渴，瓜蒌瞿麦丸主之。

瓜蒌瞿麦丸方

瓜蒌根二两　茯苓三两　薯蓣三两　附子一枚（炮）　瞿麦一两

右五味，末之，炼蜜丸梧子大，饮服三丸，日三服，不知，增至七八丸，以小便利，腹中温为知。

《金匮要略·妇人妊娠病脉证并治第二十》：妊娠小便难，饮食如故，归母苦参丸主之。

当归贝母苦参丸方

当归、贝母、苦参各四两　男子加滑石半两

右三味，末之，炼蜜丸如小豆大，饮服三丸，加至十丸。

我提出的"寒热胶结致癌论"也好，"风邪入里成瘤说""燥湿相混致癌论"也罢，都是站在肿瘤医生角度看问题的，实际上是好多疑难病的基本病机。说到这里还有个例子，我的一个老乡是教练，小便频数找到我，我用的清热利湿的栀子豉汤一类，因为能从老家找到西安，都是把常规的补肾缩尿方法用的不能再用了才找我，我如果还开补肾缩尿，不是重蹈覆辙吗？所以在这种情况下我多半是清热利湿的或通大便邪热妇人方法，用这个方法多次有效。在去年前半年，他给我发微信说现在又犯了，用以前的方子也不行怎么办，我改用当归贝母苦参丸。三味药，效果竟然出奇的好。我和女儿今年过年回到老家，初六在我们县城义诊一天，看了一百三十多个病人，就与他推波助澜有关，当然也有我平时患者群的原因。

我不仅从《千金方》中学到了独活寄生汤，还学到了三物黄芩汤。三物黄芩汤实际上在《金匮要略》中就用了，是被宋代林亿等选录《金匮要略》中，补充其不足的，就像千金苇茎汤，虽然不是张仲景的方子，编入《金匮要略》才叫千金苇茎汤，可见经方尽管非常伟大，但是也需要发展，历代医家功不可没。三物黄芩汤就是我拾到的一个宝贝，生地清热凉血解毒滋阴，黄芩既能清实热又能清湿热还能清虚热，也能清血热，再加上苦参清热燥湿，苦参的燥性被生地纠正，所以三物黄芩汤是治疗大肠肿瘤的基本方。大肠癌的基本病机用我的话说是大肠热毒，阴伤、湿邪下注同时并见。有几个病例，一个是亲戚的亲戚，是个农民，直肠癌手术后没有做净，化疗一次没做完，要求中药治疗，既要在家伺候八十岁老母，也没有钱，我就用了最基本的三物黄芩汤，略有加减。他一次来总是抓几十副药，前后来了几年，现在这个老头还在，他母亲早已过了百岁。我们抓住了基本病机，用药就能简练，不抓住基本病机用药就简练不了，经方就是这么奇妙。比如说肠癌做了手术后，舌苔黄厚，舌面干燥，大肠热毒，阴液内伤的基本病机就会持续好长时间。西安有个肠癌病人是大学教授，在我这治了十年以上，一次药也不多，就是三物黄芩汤，他也坚持得好，没有复发，他非常满意。

方剂是中医理论体系中的精华，上接理论，下接临床，有方有药，是实实在在的中医宝库中现成的武器，我们拿起来就能用。当然要熟悉武器的性能，也要扩展性能，如果没有方剂做基础，就像进了宝库现成武器不拿，反拿些矿石回去自己炼，效果就打折扣了。经方尤其是张仲景的方剂，是方剂中的精华，值得我们重视，抓住了经方就是抓住了中医的根。可惜多种原因，现在我们中医做得很不够，尤其是我自己。以上是我边学习边临床边感悟的一些零零散散的东西，和国内像黄煌教授、仝小林教授、王琦教授等经方大家相比那就差远了。

经方溯源

《金匮要略·妇人产后病脉证治第二十一》附方。

治妇人在草蓐，自发露得风。四肢苦烦热，头痛者，与小柴胡汤，头不痛但烦者，此汤主之。

三物黄芩汤

黄芩一两　苦参二两　干地黄四两

右三味,以水八升,煮取二升,温服一升,多吐下虫。

在近年的临床实践和感悟中,我提出了肿瘤可从六经论治的观点。

大家公认的《伤寒论》中直接描述肿瘤的条文可以说只有第167条:"病胁下素有痞,连在脐傍,痛引少腹,入阴筋者,此名藏结,死。"但经典就是经典,《伤寒论》作为中医非常重要的经典著作,也具有经典著作所具有的"初读还比较好理解,每一次读都有不同感受,常读常新"的特质。我读《伤寒论》40余年,感悟颇多。但在2008年7月我的代表作《中医抗癌临证新识》定稿之时,还不敢说《伤寒论》与肿瘤有多大关系。所以上有《内经》,下有《金匮要略》《千金方》与肿瘤的关系而独缺《伤寒论》。六年多以来,临床阅历渐丰,经方感悟愈多,顿觉《伤寒论》与肿瘤有千丝万缕的联系,不写不足以释然,唯有一吐为快。

《伤寒杂病论》自晋代王叔和重新编次改名《伤寒论》以来,不少医家长期认为书中的六经辨证理论只适于指导外感病,直至清代,始有人提出了不同意见。如柯韵伯说:"仲景之六经,为百病立法,不专为伤寒一科,伤寒杂病,治无二理,咸归六经之节制。"余根初在《通俗伤寒论》中首次提出"以六经铃百病,为确定之总决"。当代医家陈亦人后来居上,对"六经铃百病"多所发挥。但百病是否包括肿瘤,专家避而不谈,当然也不是一个口号所能服人的。只能以事实为依据,理通为准绳。

太阳经主人体之表,为诸经之藩篱。风为百病之长,风邪袭人,太阳首当其冲。风寒袭表,肺失宣降,津液不循常道,到处流动成饮,日久凝聚成痰,不仅阻塞气道,也可阻塞食道,进而造成气机滞涩,吞咽不利。一方面,痰饮上犯,吐涎沫不绝,一方面,脏腑失却濡润,肠道干涩,便如羊屎。这两个症状就是判断食道肿瘤预后的金标准。吐涎沫越多,大便越干涩难解,预后越差。对于舌体胖大,阳虚明显者,我经常用小青龙汤原方获效,可谓阴霾散尽,阳回津生。风邪随经入腑,影响膀胱气化,水津不布,少腹乃至腹部胀大、下肢水肿不消,这是恶性肿瘤患者常见的难症,五苓散就是的对之方。若血水互结,或寒邪化热,伤血动血,淤血在少腹不去,硬满疼痛,腹部尤其是妇科恶性肿瘤经常遇到这种情况,我取抵挡汤的水蛭虻虫活血化瘀,力量强大而不伤正气。其中水蛭用 12 g,虻虫用 3 g,都已经高出现在药典 3 g 和 1.5 g 的常用量。根据就是《伤寒论》抵当汤用水蛭三十个、虻虫三十个,我就不信汉代的水蛭虻虫比现代的小那么多。寒主凝涩,与风相合,深入经络脏腑,损筋伤骨,疼痛难忍,表现在肿瘤临床往往是癌症骨转移的症候,与麻黄汤证的"头痛身痛,骨节疼痛"常有相合,可大胆用之。阳和汤用麻黄,《日华子本草》谓麻黄"破症坚积聚",良有以也。麻黄是我们学的第一个中药,麻黄汤则是第一个方剂。但是,好多中医,一辈子都没用麻黄汤的机会。因为老师讲了,麻黄发汗力强,麻黄汤是发汗之峻剂。实际上,麻黄用 12 g,也未必能达到汗出透彻的效果。所以,张锡纯用麻黄汤加知母,越婢汤加阿司匹林,均是增强其发汗作用。还有,太阳变证的半夏泻心汤证,进一步发展,就由寒热错杂到"寒热胶结"了,所以是我在临床上治疗胃癌的基本方。

《伤寒论·辨太阳病脉证并治中》：伤寒表不解，心下有水气，干呕发热而咳，或渴，或利，或噎，或小便不利，少腹满，或喘者，抵当汤主之。

抵当汤方

水蛭三十个（熬，味咸，苦寒） 虻虫三十个（熬，去翅足，味苦，微寒） 桃仁二十个（去皮尖，味苦甘，平） 大黄三两（酒浸，味苦寒）

右四味为末，以水五升，煮取三升，去滓，温服一升，不下再服。

太阳病，身黄脉沉结，少腹硬，小便不利者，为无血也；小便自利，其人如狂者，血证谛也，抵当汤主之。

太阳病，头痛发热，身疼，腰痛，骨节疼痛，恶风，无汗而喘者，麻黄汤主之。

阳明经涵盖了胃与大肠。火热内盛之人，邪已入阳明易化热成积，腑气不通。便秘是肿瘤临床特别常见的症状，往往要从阳明入手。三承气汤、麻子仁丸自然常用，但肿瘤患者的特殊性，单纯使用原方的机会不多，使我只能执其法而不拘其方。而且，就像《金匮要略》应用大承气汤一样，远不如《伤寒论》中那么严格，事实上，攻通之力也没有想象的那么大。我还体会到，便秘之所以难治，一是患者使用吗啡类止痛药的副作用太大，二是三承气汤的症状不典型,还有一个可能是麻子仁丸还不够全面或完善。麻子仁丸用白芍通便已经超出现在中医的常识了,但不用石膏就说不通了。既然脾受约束不能为胃行其津液,光润肠通便是不行的,一定要解决为什么脾受约束的问题。"浮则胃气强",胃热太盛,伤津耗液才是关键,经证和腑证,可以同时并见。胃肠直接相通,紧密关联,唇齿相依。张仲景不是已经明言"胃中必有燥屎五六枚"吗,不泻胃火怎么行,泻胃火才是釜底抽薪,比直接通便要好多了,而石膏就是不二之选。我经常在麻子仁丸的基础上加生石膏30 g,甚至90 g,通便效果堪告同道。

经方溯源

《伤寒论·辨太阳病脉证并治上》:伤寒脉浮,自汗出,小便数,心烦,微恶寒,脚挛急,反与桂枝汤,欲攻其表,此误也。得之便厥,咽中干,烦躁,吐逆者,作甘草干姜汤与之,以复其阳。若厥愈、足温者,更作芍药甘草汤与之,其脚即伸。若胃气不和,谵语者,少与调胃承气汤。若重发汗,复加烧针者,四逆汤主之。

调胃承气汤方

大黄四两(去皮,清酒浸) 甘草二两(炙,味甘平) 芒硝半斤(味咸苦,大寒)

右三味(口父)咀,以水三升,煮取一升,去滓,内芒硝更上火微煮,令沸,少少温服。

《伤寒论·辨阳明病脉证并治》:伤寒呕多,虽有阳明证不可攻之。

阳明病,心下硬满者,不可攻之。攻之,利遂不止者死,利止者愈。

阳明病,面合赤色,不可攻之,必发热色黄,小便不利也。

阳明病,不吐不下,心烦者,可与调胃承气汤。

阳明病脉迟,虽汗出,不恶寒者,其身必重,短气腹满而喘,有潮热者,此外欲解,可攻里也,手足濈然而汗出者,此大便已硬也,大承气汤主之;若汗多微发热恶寒者,外未解也,其热不潮,未可与承气汤;若腹大满不通者,可与小承气汤,微和胃气,勿令大泄下。

大承气汤方

大黄四两(苦寒,酒洗)　厚朴半斤(苦温,炙,去皮)　枳实五枚(苦寒,炙)　芒硝三合(咸寒)

右四味,以水一斗,先煮二物,取五升,去滓,内大黄,煮取二升,去滓,内芒硝,更上微火一两沸,分温再服。得下,余勿服。

小承气汤方

大黄四两　厚朴二两(炙,去皮)　枳实三枚(大者,炙)

以上三味,以水四升,煮取一升二合,去滓,分温二服。初服汤,当更衣,不尔者,尽饮之;若更衣者,勿服之。

阳明病,潮热,大便微硬者,可与大承气汤;不硬者,不与之。若不大便六七日,恐有燥屎,欲知之法,少与小承气汤,汤入腹中,转矢气者,此有燥屎,乃可攻之;若不转矢气者,此但初头硬,后必

第三章　中年梦——发扬经方

· 121 ·

溏,不可攻之,攻之,必胀满不能食也。欲饮水者,与水则哕。其后发热者,必大便复硬而少也,以小承气汤和之。不转矢气者,慎不可攻也。

夫实则谵语,虚则郑声。郑声重语也。

直视谵语,喘满者死。下利者亦死。

发汗多,若重发汗者,亡其阳,谵语脉短者死;脉自和者不死。

伤寒若吐、若下后,不解,不大便五六日,上至十余日,日晡所发潮热,不恶寒,独语如见鬼状。若剧者,发则不识人,循衣摸床,惕而不安,微喘直视,脉弦者生,涩者死,微者但发热谵语者,大承气汤主之,若一服利,止后服。

阳明病,其人多汗,以津液外出,胃中燥,大便必硬,硬则谵语,小承气汤主之。若一服谵语止,更莫复服。

阳明病,谵语发潮热,脉滑而疾者,小承气汤主之。因与承气汤一升,腹中转矢气者,更服一升;若不转矢气,勿更与之。明日不大便,脉反微涩者,里虚也,为难治,不可更与承气汤也。

阳明病,谵语有潮热,反不能食者,胃中必有燥屎五六枚也。若能食者,但硬耳,宜大承气汤下之。

阳明病,下血谵语者,此为热入血室;但头汗出者,刺期门,随其实而泻之,濈然汗出则愈。

汗出谵语者,以有燥屎在胃中,此为风也,须下之,过经乃可下之。下之若早,语言必乱,以表虚里实故也。下之则愈,宜大承气汤。

《伤寒论·辨少阴病脉证并治》:少阴病,得之二三日,口燥咽干者,急下之,宜大承气汤。

少阴病,自利清水,色纯青,心下必痛,口干燥者,急下之,宜大承气汤。

少阴病,六七日,腹胀不大便者,急下之,宜大承气汤。

少阳经涵盖三焦和胆经,表里之间,枢纽所在。还由于肝胆相连的原因,肝胆恶性肿瘤我是以小柴胡汤为基本方的。其实,小柴胡汤后加减法中就有"胁下痞硬者去大枣加牡蛎"的明示,小柴胡汤寒热并用,补泻兼施的特点也符合恶性肿瘤寒热胶结、正虚邪实的基本病机。尤其是肝癌、胆囊癌引起的恶性腹水,小柴胡汤的疏利三焦水道不可或缺,配合五苓散化气行水,确有其效。而肝癌、胆囊癌引起的黄疸,除了配合阳明病篇的茵陈蒿汤、栀子柏皮汤清热利湿退黄,疏利肝胆气机常用外,柴胡桂枝干姜汤治疗有湿热向寒湿转化,或湿热未尽,脾肾阳虚,阴寒已见,虽是我的心得,但三承气汤、麻子仁丸也是从张仲景《伤寒论》259条"伤寒发汗已,身目为黄,所以然者,以寒湿在里不解故也。以为不可下也,于寒湿中求之"悟出来的。

少阳风火相煽,炼津成痰,日久成毒成块,阻塞经络隧道,颈项、腋下、腹股沟淋巴结肿大经常是恶性淋巴瘤的临床表现,局限在颈前的瘿瘤石硬不平则往往是甲状腺癌的表现,我均以小柴胡汤加味取效。

在肿瘤临床上,发热既常见又难医。其中常见的往往是感冒引起,发热恶寒,头痛身痛,或寒热往来,头晕目眩,面色通红,口干口渴,舌苔薄,脉数,基本上我是采用"三阳合病,治从少阳"的思路,小柴胡汤和麻黄汤(或桂枝汤,关键在有汗无汗,有无咳喘)、白虎汤同用,常能取效迅速。

太阴病的提纲,几乎就是对腹部恶性肿瘤或肿瘤晚期常见表现的高度概括以及语重心长的提示。肿瘤病因病机固然复杂,但这样的持久战顾护脾胃确实是战略要点。更不能因为肿块就滥用下法。寒邪是导致肿瘤产生的重要原因,用四逆辈当无异议,就点到为止了。重要的是同中有异,不要一见腹泻就止泻。《伤寒论》

278 条"至七八日,虽暴烦下利日十余行,必自止,以脾家实,腐秽当去故也"。这在临床上太重要了。许多健脾益气药服后患者腹泻,只有先哲的条文才能指点迷津。不仅如此,仲景也在太阴病寥寥八条中从反面告诉我们,芍药有良好的通便作用,"太阴为病,脉弱,其人续自便利,设当行大黄芍药者,宜减之,以其人胃气弱,易动故也。"试想,与大黄相提并论的芍药,难道不是我们不应该忘却的通便药吗?

经方溯源

《伤寒论·辨太阴病脉证并治第十》:本太阳病,医反下之,因而腹满时痛者,属太阴也,桂枝加芍药汤主之。大实痛者,桂枝加大黄汤主之。

桂枝加芍药汤方

桂枝(三两,去皮) 芍药(六两) 甘草(二两,炙) 大枣(十二枚,擘) 生姜(三两,切)

右五味,以水七升,煮取三升,去滓,温分三服。本云桂枝汤,今加芍药。

桂枝加大黄汤方

桂枝(三两,去皮) 大黄(二两) 芍药(六两) 生姜(三两,切) 甘草(三两,炙) 大枣(十二枚,擘)

右六味,以水七升,煮取三升,去滓。温服一升,日三服。

太阴为病,脉弱,其人续自便利,设当行大黄、芍药者,宜减之,以其人胃气弱,易动故也。

"少阴之为病,脉微细,但欲寐也",微为阳虚,细为阴虚,百病之晚期,均涉及少阴心肾,肿瘤亦然。但阳虚易解,阴虚常被忽视。所以,少阴病,更应重视阴液的耗伤。少阴三急下,不比回阳同样急迫吗?少阴病,人体之阴阳均在非常低的水平,极易造成阴阳离决,所以要洞察秋毫,见微知著,发在机先。恶性肿瘤到了晚期,不要说其他因素,只要三天不能入眠,阴液将不复存在。所以,这个紧要关头,让患者好好入睡就是最好最要紧的药。《伤寒论》303条"少阴病,得之二三日以上,心中烦,不得卧,黄连阿胶汤主之"。有人可能还不理解治失眠的黄连阿胶汤为什么前面冠以"少阴病",简单地说,这个时候患"少阴病"的病人就是ICU病房(重症监护病房)的病人的意思,安然入眠,远比补液更能顾护真阴。2004年我第一次到柳州给患胰腺癌的台湾董先生会诊,开的就是黄连阿胶汤。第二次一见面,他说你这样的医生我信,真能解决问题。这与古医书讲"久病必问寝食"不谋而合。当然,回阳救逆也是回天之机。2012年我从内蒙古开会回来,因前列腺癌腹部转移如儿头经我治疗肿块消失的惠老先生病情急转直下,突然面目浮肿,表情淡漠,似睡非睡,四肢不温,不食不动,舌淡脉细,真少阴阳虚证,急煎服大剂四逆加人参汤3副,转危为安。此时若用5味药以上,则大失仲景精义。上个月其女找我旧事重提,才是我写《伤寒论》与肿瘤的直接原因。

患者欧先生,男性,84岁。2014年8月20日开始出现上腹部胀痛不适,伴有胸闷气紧,活动后加重,食欲下降,双下肢水肿未予重视及诊治,水肿逐渐加重,纳少,于2014年8月27日至我院心病科住院治疗,予利尿、营养支持等治疗,双下肢水肿减退,腹胀减轻,确诊胃间质瘤晚期转入我科(柳州市中医医院肿瘤一科)继续治疗,转入后建议格列卫治疗,家属不同意,予中药(保肝利水汤)内服外治,经治病情稳定出院之后。4次住院出院,患者及家属均感满意。2014年12月9日晚患者再次出现腹部疼痛,呈持续性加重。入院症见:上腹部胀痛明显,时有加重,伴有胸闷气促,活动后加重,食欲不振,全身倦怠,双下肢轻度水肿,舌暗红,脉弦细。仍按前法施治。一周后病情急转直下,呈嗜睡状,呼之仅可微微睁眼,须臾则恍惚不清,腹胀如鼓,气息低微,不饮不食,已卧床不起一昼夜,双下肢水肿,四肢不温,小便量少,大便两日未解,舌暗红少津,六脉微细。我查房后指出:患者病情危重,证属少阴,阴阳两虚,元气大亏,心肾衰竭。法当急复阴阳,大补元气,以大剂量四逆加人参为主方予服,拟方如下:附片12 g,甘草12 g,干姜10 g,生晒参15 g,阿胶12 g烊化,天花粉12 g,3剂,急煎1剂顿服。2014年12月19日下午查房,患者神志清晰,自述服药后当晚腹胀明显减退,尿利身轻,精神倍增,饮食恢复正常,已能下床活动。今见双下肢轻微水肿,四肢尚温,二便正常,舌暗红少津,脉缓弱。此乃阳气得复,阴虚仍在,继用上方阴阳气血俱补。

厥阴病提纲"厥阴之为病,消渴,气上撞心,心中疼热,饥而不欲食,食则吐蛔,下之利不止",是典型的寒热错杂证,也是日久不愈,渐至成积之"寒热胶结"的临床表现。北京中日友好医院黄金昶教授治疗胰腺癌用乌梅丸深得我心,也是把握住了恶性肿瘤病因病机复杂,需要补泻兼施,寒热并用的基本原则的具体体现。柳州一个老太太因患肺癌在其他医院住院,其子女说最苦恼的是每日腹泻 10 余次，多半年来，日无间断。我告诉她住到我科，一周内大便可正常。结果用乌梅丸，来院服药后一周也无大便。其后老人住院前后 1 年余，再未出现腹泻。厥阴病提纲下之利不止的"利"，和 338 条乌梅丸主之后"又主久利方"的"利"，含义宽泛，也包含了肠道肿瘤的黏液便。为什么要下呢，肠道肿瘤往往是大便不匀，或者说是便秘和腹泻交替出现，这实质上是"寒热胶结"的表现，寒热并用乃是正法，滥用下法，遗患无穷。

厥阴病的提纲千百年来不知被多少大小中医烂熟于心，颂之于口，但就像我这样想和所见所闻真正仔细揣摩的人就不会太多，而提供真实病案的就更是凤毛麟角，恕我孤陋寡闻了。

2014 年 12 月 30 日下午我应邀到柳州市某三甲医院重症监护病房会诊。患者 27 岁，男性。平素怀疑痛风，自服激素年余。患者 2 月前因大量吃生梨发病，当晚以剧烈腹痛腹泻，双手拘挛入县医院急诊，因血糖高达 55 mmol/L，以"Ⅰ型糖尿病、急性胰腺炎"急送三甲医院，虽经积极救治，仍未能确诊，血糖控制，血氨不高，但病情持续恶化，现已黄疸、昏迷 3 天，血透中。刻诊：深度昏迷，呼之不应，面目轻度黄染，瞳孔反应迟钝，四肢尚温，腹大而软腹壁皮下有出血点，舌萎唇干，尺脉沉弦。家属代述未昏迷时始终大便不硬，但黏滞不爽，能下少许污浊则自觉稍微减轻。这是我的会诊意见：病属寒邪直中太阴，继而厥阴、少阴，寒毒深入肝肾，化热动风，乃至逆传心包，蒙蔽清窍。有阴阳离决之势，危在旦夕。法当开心窍，定肝风，分解寒热，回阳利胆。一、参附注射液、清开灵注射液静脉滴注；二、安宫牛黄丸 1 丸，温水化开胃管送服；三、乌梅丸和茵陈蒿汤化裁颗粒剂温水化开胃管送服。试想，要不是他当时心中灼热，似饥非饥，何必以柔弱之身大啖生梨？我们不要被"食则吐蛔"这句旁白限定眼目。要想到张仲景这一条厥阴病提纲就是当时一个病例的真实记录,还要看到厥阴病的复杂性、危重性不是某一种西医病名能够概括正如本案的可能性。如果中医及早介入何止如今爱莫能助之叹。这样才能放开眼界深入研究危急重症与厥阴病的相关性。

我的硕士论文是《结胸证研究》,先后在《河南中医》《实用中医内科杂志》以"论'胸'非胸中""结胸证治探要"等分别发表,获1991年军队科学技术进步三等奖。该课题弄清了结胸病是超出了一个脏器的胸腹部疾病这个基本问题。后经多年的肿瘤临床,再读《伤寒论》,竟使我豁然开朗,顿时明白了自己当年并不知道结胸病的实质究竟是什么。国内外近几十年来,结胸病的研究论文稀少恐怕也是这个原因。我认为,结胸病是内脏恶性肿瘤的胸腹部转移。

从结胸病的病位来看主要在胸腹。张仲景对于脏腑疾病的病变范围已有一定认识。如热结膀胱、热入血室、肺痿、肺痈、肠痈等脏腑概念,也有较为宽泛的"热在下焦"等。而结胸,就是用于说明病变范围已经不能用一个脏腑来概括的特殊情况。往往是病变影响到胸膈心肺肝胆胃肠的状况,虽然范围大小不一,病情轻重程度差异也很大,但根本上还是超出一个脏器的胸腹部疾病。《伤寒论》134条就明确指出结胸的病位:"医反下之,动数变迟,膈内剧痛,胃中空虚,客气动膈,短气烦躁,心中懊恼,阳气内陷,心下因硬,则为结胸。"

从结胸病的病因来看是平素痞积,又有表证,误用下法,邪气内陷。正如《伤寒论》131条所谓:"病在阳,而反下之,热入因作结胸……所以成结胸者,以下之太早故也。"这是因为处于稳定期的腹部恶性肿瘤患者,感受伤寒则正气受伤,又经误下,一伤再伤,免疫力极度低下,直接导致恶性肿瘤进入快速进展期,肿瘤细胞广泛转移。造成了中医所谓正气大伤,水热、痰热、血热互结于胸腹。

从结胸病的病机来看是外邪乘虚入里,有形之邪泛滥胸腹,气机严重滞涩。后世医家根据结胸的病机不同分为水热结胸、痰热结胸、寒实结胸以及血结胸、食结胸等,虽各有偏重,但均属有形之邪泛滥胸腹,几无异议。

从结胸病的临床表现来看膈内剧痛,短气烦躁,心中懊恼,心下痛,按之石硬,甚至从心下至少腹硬满而痛不可近,项强,表无大热,但头汗出,或舌上燥而渴,日晡所小有潮热,或小便不利,身目发黄,寸脉滑,关脉沉,或脉沉而紧,或脉浮滑。肿瘤科医生都不会否认,张仲景描写的这些临床症候均是内脏恶性肿瘤胸腹部转移的常见表现,甚至比我们现在的描写还要详细具体和准确。如肿瘤颈及锁骨上淋巴转移的"项强",纵隔、膈肌转移的"膈内剧痛,短气烦躁",肝左叶转移的"心下痛,按之石硬",肝胆侵犯胆道阻塞的"小便不利,身目发黄",腹部广泛转移的"从心下至少腹硬满而痛不可近",肿瘤细胞坏死毒素刺激体温中枢或合并感染的"舌上燥而渴,日晡所小有潮热"等。

从结胸病的鉴别诊断来看,张仲景之所以将脏结作为结胸病的鉴别要点而相提并论就是因为它们之间既有联系又有区别。脏结是腹部恶性肿瘤大概不用论证,《伤寒论》167 条非常明确地说:"病胁下素有痞,连在脐旁,痛引少腹至阴筋者,此名脏结,死。""病胁下素有痞"就是处于稳定期的腹部恶性肿瘤患者。假如不是外感误下,是不会那么快就到进展期的。何谓脏结?《伤寒论》129条"如结胸状,饮食如故,时时下利,寸脉浮,关脉细小沉紧,名曰脏结。""如结胸状"是气机不利造成;"饮食如故"说明脾胃功能尚好;"时时下利",是结肠、直肠肿瘤或肠外肿瘤压迫刺激排便神经所致。"寸脉浮,关脉细小沉紧"是阳热迫于上,阴寒沉于下。伤寒注家程知对《伤寒论》130 条"脏结无阳证,不往来寒热,其人反静,舌上胎滑者,不可攻也"的解释与我提出的寒热胶结致癌论之寒热并用法有相通之处,他说:"经于脏结白苔滑者,只言难治,未尝言不可治也。只言脏结无热,舌苔滑者,亦不可攻也。意者丹田有热,胸中有寒之证,必有和解其热,温散其寒之法。俾内邪潜消,外邪渐解者,斯则良工之苦心乎。"

从结胸病的治疗方法来说,以祛除有形之邪为主。而有形之邪的关键是水热、痰热结滞。水热互结导致的恶性胸腹水,是内脏恶性肿瘤胸腹部转移尤其是胸壁、腹膜转移的主要病机,也是其最直接、最显著、最痛苦的临床表现。本着急则治其标的原则,大陷胸汤的大黄、芒硝、甘遂,使邪实从二便而出,是在还未掌握放胸腹水情况下的最好方法。即使是用于病情较为缓和的大陷胸丸,也是用大黄、芒硝、葶苈子、杏仁分利水邪。从《伤寒论》131 条"结胸者,项亦强,如柔痉状,下之则和,宜大陷胸丸"来看,这是针对恶性胸水的。而大陷胸汤证则无疑是恶性胸腹水同时并见了。至于小结胸证,基本上就是恶性肿瘤肺或肝胆、胰腺转移初期,病灶较小,范围不大,症状较轻,但往往伴有感染,所以要用黄连、半夏、瓜蒌清化痰热。

值得重视和惊喜的是,张仲景除上述直接驱逐水热、清化痰热外,还给我们举出分利水热、分利痰热的方法。只是因为太过简略而被历代医家误认为是错简衍文,争论不休,置良药妙方于无用武之地久矣。文蛤散用文蛤一味成方,颇有其妙。《神农本草经》明言文蛤治"恶疮",李时珍则总结其功用是"止烦渴,利小便,化痰软坚",要言不烦。实质上文蛤的作用特点是分利寒热、分利水热、分利血热。和瓦楞子等贝壳类药的软坚散结相比,文蛤重在分利。《伤寒论》141 条"病在阳,应以汗解之,反以冷水潠之,若灌之,其热被劫不得去之,弥更益烦,肉上粟起,意欲饮水,反不渴者,服文蛤散"。外水寒而内郁热怎么办呢,只有用文蛤分利寒热,自然药到病除。举一反三的话,寒热胶结致癌,即确需要分利寒热的药物,这是非常巧妙的法则和对应药物啊。如果说这么明确的症候不是癌症的话,同一条的后半部分"若不瘥者,与五苓散;寒实结胸,无热症者,与三物小陷胸汤,白散亦可服"就显然不是一般的外感病症了。可是由于以往注家没有寒热胶结致癌的观点,所以对这一条文,或云传抄之误,或云于理不通,众说纷纭,莫衷一是。照我的理解,张仲景是先用文蛤分利,不行的话,用五苓散化气行水,病情进一步发展,恐怕就不那么简单了。寒实结胸几乎就是多种恶性肿瘤的胸及纵隔转移。"寒实结胸,无热症者"是指表无热症,实际上,寒能化热,寒中有热,或者说炉烟虽熄,灰中有火的情况更为常见,很可能是寒热胶结。所以"与三物小陷胸汤"(三物白散和小陷胸汤)寒热并用。若确认"无热症者"白散(桔梗、贝母、巴豆)化痰散结"亦可服"。

结胸病的预后判断更能看出张仲景的高明之处和实际经验丰富,结胸病虽然是内脏恶性肿瘤的胸腹部转移,但并不见得都无可救药。病有早晚轻重,治有方法当否,"言不可治者,未得其术也"。当然,结胸证的死证是有条件的,如《伤寒论》132条"结胸证,其脉浮大者,不可下,下之则死"。大病当前,误治或过度医疗,岂有生路。《伤寒论》133条"结胸证悉具,烦躁者亦死"。邪实太过,正气耗散殆尽,非人力所能挽回。

文献中结胸病的实例。王旭高《西溪书屋夜话录》:"脏结为死证,仲圣戒不可攻。余曾治二人,皆不治而死。其一素有肝气,其一素有癖块,皆卒然腹中硬满大痛,得食则呕,二便不行,腹中硬块或竖或横者数条。初用深师七气汤,如吴萸、官桂、木香、厚朴、乌药等,送下备急丸五粒,不得利。又转用许学士温脾汤,亦不得利。他医进仲景黄连汤加肉桂,痛呕亦不止。一人四日死,一人三日死,竟一无办法。旭高自按:"或曰灸关元或可救,然其人痛无暂安,安能施灸法哉。每思阴邪盘踞,脏气凝结,不通不出,若用通阳之属,如附子、肉桂、干姜、半夏、茯苓、乌药、泽泻等味,送下来复丹通脏腑之阳,理三焦之气,假我数年,再遇斯证,得试此法,未识何如。"在当今条件下,我碰到此证,多考虑肿瘤造成的肠梗阻,待证实后,还是建议手术的方法。

2014年11月底,肿瘤-阳光论坛开通,我作为专业肿瘤医生终于有了找到组织的感觉。我就像样板戏《智取威虎山》中的小常宝"盼只盼能在人前把话讲",抛砖引玉式地讲了《结胸病是恶性肿瘤的胸腹部转移》这个题目。非常巧妙的是,讲完3天,就有一名胰腺癌患者家属辗转为之求诊,述三月来不能自主排便,腹胀如鼓,胰腺肿块虽不大,痛苦难忍,不欲饮食,只能求中医了。乃辨病为结胸病,辨证为水热结胸,三焦水道不畅,日久伤阳,乃以大陷胸合柴胡桂枝干姜汤化裁,为了继续电话用药,处方拍照留存。大黄12 g,芒硝10 g,牵牛子12 g,猪苓30 g,柴胡12 g,黄芩12 g,姜半夏15 g,红参12 g,枳实15 g,厚朴15 g,栀子12 g,茵陈30 g,干姜12 g,桂枝12 g,水蛭10 g,炮山甲10 g,半边莲30 g,茯苓30 g,苍术12 g,泽泻30 g。三剂后来电话,第二天二便通畅,患者对久违的自主排便颇感舒畅,腹痛腹胀等诸症均减,气力提升,饮食有味,信心大增。同时传来的照片提示唇疹,唇舌色暗红,舌苔厚处如花生米大小二处,其他部位薄白苔,有剥苔之像,根黄,这既是寒热胶结的征象,也是燥湿相混的先兆,水退则恐阴虚出现。自当早为顾护。

张仲景当年结胸证舌诊只提到舌上燥而渴,二便只提到或小便不利,因为大便不通或不畅自在不言之中。或者说,即使大便无异,也要用消、黄、甘遂攻下,使水热从二便而出。从本案可以看出舌苔花剥也是结胸证舌诊表现,尤其是恶性肿瘤胸腹部转移大量腹水形成结胸证的舌诊特点。

2015 年 1 月 1 日,患者家属出院 19 天,医院认为 3 天之内必然要回来放腹水,结果至今腹围 78 cm,怀疑是否利水太过,减少了利尿药。因患者不愿出门来诊,只能去芒硝、牵牛子、猪苓,加天花粉 30 g,黄芪 50 g,续服。7 剂药后,腹水又起,改回原方。

经方溯源

《伤寒论·辨太阳病脉证并治下》:问曰:病有结胸,有藏结,其状何如?

答曰:按之痛,寸脉浮,关脉沉,名曰结胸也。何谓藏结?

答曰:如结胸状,饮食如故,时时下利,寸脉浮,关脉小细沉紧,名曰藏结。舌上白胎滑者,难治。

藏结无阳证,不往来寒热(一云寒而不热),其人反静,舌上胎滑者,不可攻也。

病发于阳而反下之,热入,因作结胸;病发于阴而反下之(一作汗出),因作痞。所以成结胸者,以下之太早故也。

结胸者,项亦强,如柔痉状。下之则和,宜大陷胸丸方。

大陷胸丸方

大黄半斤(味苦寒) 葶苈半升(熬,味苦寒) 芒硝半升(味咸寒) 杏仁半升(去皮尖,熬黑,味苦,甘温)

右四味,捣筛二味,内杏仁、芒硝,合研如脂,和散,取如弹丸一枚;别捣甘遂末一钱匕,白蜜二合,水二升,煮取一升,温顿服之,一宿乃下,如不下更服,取下为效,禁如药法。

结胸证,其脉浮大者,不可下,下之则死。

结胸证悉具,烦躁者,亦死。

太阳病,脉浮而动数,浮则为风,数则为热,动则为痛,数则为虚,头痛发热,微盗汗出而反恶寒者,表未解也。医反下之,动数变迟,膈内剧痛(一云:头痛即眩),胃中空虚,客气动膈,短气躁烦,心中懊恼,阳气内陷,心下因硬,则为结胸,大陷胸汤主之。若不结胸,但头汗出,余处无汗,剂颈而还,小便不利,身必发黄也。

大陷胸汤方

大黄六两(去皮,苦寒)　芒硝一升(咸寒)　甘遂一钱(苦寒)

右三味,以水六升,先煮大黄,取二升,去滓,内芒硝,煮一两沸,内甘遂末,温服一升,得快利,止后服。

伤寒六七日,结胸热实,脉沉而紧,心下痛,按之石硬者,大陷胸汤主之。

伤寒十余日,热结在里,复往来寒热者,与大柴胡汤。但结胸无大热者,此为水结在胸胁也,但头微汗出者,大陷胸汤主之。

太阳病,重发汗,而复下之,不大便五六日,舌上燥而渴,日晡所小有潮热(一云:日晡所发心胸大烦),从心下至少腹,硬满而痛,不可近者,大陷胸汤主之。

小结胸病,正在心下,按之则痛,脉浮滑者,小陷胸汤主之。

小陷胸汤方

黄连一两（苦寒）　半夏半升（洗,辛温）　瓜蒌实大者一个（苦寒）

右三味,以水六升,先煮瓜蒌,取三升,去滓,内诸药,煮取二升,去滓,分温三服。

太阳病二三日,不能卧,但欲起,心下必结,脉微弱者,此本有寒分也。反下之,若利止,必作结胸;未止者,四日复下之,此作协热利也。

太阳病下之,其脉促,不结胸者,此为欲解也。脉浮者,必结胸也;脉紧者,必咽痛;脉弦者,必两胁拘急;脉细数者,头痛未止;脉沉紧者,必欲呕;脉沉滑者,协热利;脉浮滑者,必下血。

病在阳,应以汗解之,反以冷水潠之,若灌之,其热被劫不得去,弥更益烦,肉上粟起,意欲饮水,反不渴者,服文蛤散。若不差者,与五苓散。寒实结胸,无热证者,与三物小陷胸汤,白散亦可服。

文蛤散方

文蛤五两（味咸寒）

右一味,为散,以沸汤和一钱匕服,汤用五合。

白散方

桔梗三分（味辛苦,微温）　巴豆一分（去皮心,熬黑,研如脂,

平温） 贝母三分（味辛苦平）

右件三味为末，内巴豆，更于臼中杵之，以白饮和服。强人半钱，羸者减之。病在膈上必吐，在膈下必利，不利进热粥一杯，利过不止，进冷粥一杯。身热，皮粟不解，欲引衣自覆者，若水以潠之、洗之，益令热却不得出，当汗而不汗，则烦。假令汗出已，腹中痛，与芍药三两如上法。

太阳与少阳并病，头项强痛，或眩冒，时如结胸，心下痞硬者，当刺大椎第一间、肺俞、肝俞，慎不可发汗，发汗则谵语。脉弦，五六日，谵语不止，当刺期门。

伤寒五六日，呕而发热者，柴胡汤证具，而以他药下之，柴胡证仍在者，复与柴胡汤。此虽已下之，不为逆，必蒸蒸而振，却发热汗出而解。若心下满，而硬痛者，此为结胸也，大陷胸汤主之；但满而不痛者，此为痞，柴胡不中与之，宜半夏泻心汤。

病胁下素有痞，连在脐傍，痛引少腹，入阴筋者，此名脏结。死。

猪苓汤在《伤寒论》凡两见，第 223 条："若脉浮发热，渴欲饮水，小便不利者，猪苓汤主之"。第 319 条："少阴病，下利六七日，咳而呕渴，心烦，不得眠者，猪苓汤主之"。一处在阳明，一处在少阴，奥妙何在，倒成了千古疑问。中医研究院编的《伤寒论语译》认为"以上三条（221、222、223）文义相连，应联起来看"是对的，但我认为还不够，要将第 219 条的"三阳合病"、220 条的"二阳并病"与这三条连起来看才能一窥全貌。还是要将刘渡舟研究《伤寒论》条文排列法的方法拿来试试。自 203 条至 218 条，主要是论述可下症及下法。这是阳明腑证的主要部分，精华部分，拿手戏。那么，接下来再说,疾病是复杂的,多变的,而且常常是兼夹的,甚至是逆转的。所以,219条"三阳合病,腹满身重,难以转侧,口不仁而面垢,谵语遗尿。发汗则谵语,下之则额上生汗,手足逆冷。若自汗出者,白虎汤主之",这是三阳合病偏重于阳明经证的治法。220条"二阳并病,太阳证罢,但发潮热,手足汗出,大便难而谵语者,下之则愈,宜大承气汤",这是二阳并病偏重于阳明腑证的治法。221条"阳明病,脉浮而紧,咽燥口苦,腹满而喘,发热汗出,不恶寒,反恶热,身重。若发汗则躁,心愦愦,反谵语。若加烧针,必怵惕烦躁,不得眠;若下之,则胃中空虚,客气动膈,心中懊恼,舌上胎者,栀子豉汤主之",这是阳明经证误治后的变证,有点乱,有点烦,自当"观其脉证,知犯何逆,随证治之",比如热邪聚于胸膈,不好说是哪一经了,干脆就是栀子豉汤证了。"若渴欲饮水,口干舌燥者"(222条),看来还是阳明经证,但正气已经不支,就不能像219条那么简单了,"白虎加人参汤主之"吧。问题是"若脉浮发热,渴欲饮水,小便不利者"怎么理解呢?脉浮发热和小便不利是太阳经(足太阳膀胱)腑(手太阳小肠)同病,渴欲饮水,是蓄水不化,也有热邪伤阴的成分,还是从太阳入手,开腠理,利小便,兼以养阴润燥,而猪苓开腠理而利小便,一药而有双重功能,诚乃难得之品,与麻黄异曲同工,只不过麻黄偏于发散,这个时候不合适,猪苓偏于淡渗,乃成为天然君药。300多年后看破玄机的李时珍曰:"猪苓淡渗,气升而又能降。故能开腠理,利小便,与茯苓同功。但入补药不如茯苓也。"茯苓泽泻滑石助君药利小便,阿胶养阴润燥两全其美。

第319条"少阴病,下利六七日,咳而呕渴,心烦,不得眠者"这里的少阴病,主要是心阴亏虚,神失所养造成的渴与心烦失眠,在这里看来不算主要问题,因为腠理不开,所以肺胃之气不得宣通而上冲则咳而呕,小肠不化物(水),也可能导致渴,也涉及太阳经腑同病,还是应异病同治,猪苓汤主之。

李克绍教授曾强调学习《伤寒论》要与《金匮要略》参合来看,这种以经解经的方法非常有用,因为这本来就是一个人写的一本书嘛。揭开猪苓汤证的奥秘,意义绝对不是一个经方的问题,而是有典型意义。《金匮要略·脏腑经络先后病脉证并治第一》就是《金匮要略》的战略问题、全局问题的具有纲领性指导意义的篇章。而其中唯一的方剂就是猪苓汤。但由于诸家对原文"五藏病各有所得""当随其所得"的"得"字没有确切理解,以致其中的要义至今不甚了了。看看原文:"师曰:五藏病各有所得者愈,五藏病各有所恶,各随其所不喜者为病。病者素不应食,而反暴思之,必发热也。夫诸病在藏,欲攻之,当随其所得而攻之,如渴者,与猪苓汤。余皆仿此。"考"得",成也。《礼记·乐记》:"阴阳和而万物得"可证。现代汉语口语中也有"得",一个字表示成的。此处有成因的含义。这一篇首先就是讲脏腑关系的,脏腑的表里关系正如是最重要的。五脏病要用攻法的话,先考虑其成因是否因为相关的腑病所导致、所造成,如心脏疾病的"心烦,不得眠"就有小肠不化物(水),阴液来源受阻的因素,直接通利小肠才是关键。小肠通则心脏宁,"余皆仿此"。

科技进步大,世界却很小。我应北京市中医医院刘宝利主任的邀请于 2015 年 1 月 4 日开始在全国经方论坛——仲景夜话微信群讲《我的经方我的梦》,中医书友会将前 4 讲以《从乡间小路上蹚出的经方家》为题发表,两个月不到阅读量已超 3 万。更主要的是我在南京上研究生的同学,现在已是欧洲疼痛大师的孙培林教授和在美国当校长的杨观虎教授同一天打电话找到我,让我给国际微信群讲经方。看来我要与时俱进了。独乐乐,不如众乐乐。

还是换个叙述方式,变单口相声为众口相声吧。上述我对猪苓汤的见解发在微信"仲景医话(12贤)——中医临床家笔谈",当日下午二月春风有帖云:"关于上述猪苓汤证的阐述,深刻是深刻了些,就是稍显繁琐。所谓经方,理也应精,辨证应直指方证病机,《伤寒》为经方派之理论根基,以六经辨证才易入手,如果掺入医经的脏腑辨证,不易抓住病机。猪苓汤证第223条重点病机是三阳合病,阳明为主,汗、下、温针皆伤津,下还伤胃气,病传阳明,里有水饮不化,水热互结,伤及血分。319条乃少阴病传入太阴,下利伤津,致使阳明水热互结而伤及血分,从猪苓汤方药组成析之,有阳明热,又有太阴水饮,水热皆盛而互结,伤及津血,津液营血皆伤,故有发热,渴欲饮水,小便不利,或咳而呕,心烦,不得眠等诸证,有说是属阳明病,从六经辩证看,阳明太阴合病比较符合辨证,因血属太阴,又有水饮。全方清热生津润燥,化气利水养血,契合方证病机,用准了卓有良效。该方对尿路感染、尿路结石、心悸、心烦、失眠等证,符合上述病机者,一用就灵。"

我回复谓:感谢回应,接受批评。我之所以一反常态不厌其烦地论述猪苓汤证,实在是因为我提出了与传统说法相左的观点,即六经辨证中突出了足经,轻视了手经。比如太阳腑证,其实不仅有足太阳膀胱,也有手太阳小肠。而传统认识的五苓散证、桃仁承气汤证,明显不在膀胱,而是病位在小肠的。猪苓汤证呢,也是以小肠为中心。当然这个问题如果说开来,恐怕又须长篇论述了。还是用我的顺口溜简单明了一些。

小肠颂——小肠小肠我爱你,后天之本有你哩。五脏六腑都重要,要说长度排第一。小肠小肠点赞你,抵御外邪如藩篱。腹泻便血排毒出,无名英雄立功奇。小肠小肠对不起,中医辨证轻视你。蓄水蓄血受侵犯,肠鸣腹痛委屈你。小肠小肠谢谢你,癌症虽恶远离你。不愧与心相表里,只因人们伤不起。

在《伤寒论》中六经辨证无疑是起主导地位的,但脏腑的重要性也是不言而喻的。何况我们以往对六经的片面认识是存在的。通过以经解经的方法,通过许多条文、具体方证的例子,才能拨乱反正。当然,方证的重要性也是无可置疑的,我还是支持方证说的。这也正是仲景学说内涵丰富,魅力无穷的证明啊。

我非常欣赏天津肿瘤医院吴雄志教授的观点:"学中医,起于理,止于药,或起于药,止于理,皆可,关键是理法方药,贯通一气。方者,方向也,不精于方,多南辕北辙。药者,虽细枝末节,然不精于药,多失之毫厘。此二者皆术,唯理与法,乃道。然有道无术,多夸夸其谈;有术无道,终非大器!"

抚宁中医医院赫向春:"王老师请您方便详解一下。猪苓汤按胡冯六经辨证,归为阳明病方证。少阴病视为表阴证,它内传阳明,如同太阳病内传一样,只是脉不浮,渴、烦为阳明热。临床但凡见发热、口渴、心烦、小便不利,应用本方效果均很好。关于定位,小肠大家确实关注很少。希听详解。"

我回复:研究张仲景自然不能用仲景后人乃至现代人的话作为标准、为证据、为结论。大作展开,前后对比,互为印证肯定没错。《金匮要略·脏腑经络先后病脉证并治第一》重点讲的就是脏腑,而猪苓汤还是唯一提到的方剂。仲景之意岂不昭然若揭?传统认为膀胱气化不利的蓄水证,很多人也知道病位不在膀胱,因为不是尿潴留,膀胱不胀满,而《伤寒论》原文是"少腹满,应小便不利"。抵挡汤证病位也不在膀胱,原文提到"少腹当硬满""少腹硬"。少腹,正是小肠的投射区。黄帝内经《灵枢·邪气脏腑病形第四》:"邪之中人也,无有常。中于阴则溜于腑,中于阳则溜于经","小肠病者,小腹痛"。从病因来说,腹部受寒外邪入中小肠,正是《金匮要略·脏腑经络先后病脉证第一》："五邪中人,各有法度,风中于前,寒中于后",当然背部受寒风邪入中,则是足太阳经了。从临床表现来说,小肠病变的最常见症状就是腹泻,张仲景称为下利。《伤寒论》第 319 条："少阴病,下利六七日,咳而呕渴,心烦,不得眠者,猪苓汤主之。"主症就是下利。至于猪苓汤证是治疗太阳小肠病的,为什么要冠以少阴病? 这种情况在《伤寒论》中非常普遍,解释不一。我的解释是,在少阴这个大病的前提下,完全可以出现小肠病症,即使不谈心与小肠相表里,"覆巢之下,岂有完卵",急则治其标呗。这和少阴有三急下证、黄连阿胶汤证等都可理解。小肠病的另一个症状是大便出血,桃仁承气汤、抵当汤证是也。

广州高继平医师:"同意王教授'少阴这个大病的前提下',辨各脏腑经络表里前后风寒之证。同样格式的,如太阴中风桂枝证,阳明不食中寒证等,就可理解了。"

我回复:是啊,人是一个整体。伤寒是大病,得了大病,小病蜂起,可以想见。就像得了肿瘤的人,也往往伴发多种疾病。不要强解六经,伤寒除了合病、并病,就不能大病并不重,小病却很急吗?疾病兼加牵连,比书本复杂得多。

广州高继平医师:"六经只是疾病分类之一法,自然不是唯一法。自病有阴阳、阴阳可依多少再三分这个分类的角度看,言可赅万病不为过。三阴三阳,可用来说六经,但不只是六经。仲景以之类归病症、卜家以之分六爻,皆无不可。故仲景'六经辨证'之有无,大可商榷,个人倾向认为原文讲'六病'。"

我回复:是啊,你说的很对。张仲景没有提到六经辨证的词语。六经辨证是后人的总结。六经含义很广,脏腑经络气血八纲等等。认为六经是经络的人少之又少,不值一提。但我认为,既然已经约定俗成,大家知道含义广泛就可,再改为六病辨证也未必合适。这就像现在中医、西医的名称,内涵很清楚,名称不见得科学准确。但不影响使用啊。

广州高继平医师:"素问热病有六经,仲景有病传、有随经入里说。混同概称六经,易误会。赞同王三虎教授观点,知本源、明异同、可从习惯、视同'广义狭义'。"

我回复:理既明了,法则随之,方药继之。

广州高继平医师:"确实,理法方药,原文丝丝入扣。原文少言理,理寓于术中。"

在本书的即将结束的时候,我还要这么重点而不厌其详地论述猪苓汤证,实在想借以说明的是,经方包含在经文之中,要学好经方,用好经方,经文不可或缺。或者说,经文中宝藏无限,亟待发掘和提炼。

展望未来,用不了多久我将步入老年行列。我的经方梦也将变成老年梦——宣扬经方。宣扬经方的梦更美,路更长,作用更大。实际上,从广义来看,经方梦就是中国梦的一部分。经方强则中医强,中医强则中国强。正如黄竹斋老先生几十年前的高瞻远瞩:"中华古医学,世界将风行。"

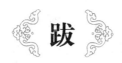

跋

　　虽然我已经发表了 180 余篇文章了，但可能是这 34 年的战线太长了吧，大家真正熟悉我还是 2015 年 1 月 4 日开始在全国经方论坛——仲景夜话微信群讲的《我的经方我的梦》。中医书友会将前 4 讲以《从乡间小路上蹚出的经方家》为题发表，也起到了推波助澜的作用。但是，西安交通大学出版社医学分社王强虎社长主动提出出版《我的经方我的梦》一书，则是我连做梦也没有想到的事。

　　这本书除保留我实话实说简明扼要的讲演风格和原先 11 讲的主要内容且有所补充扩展外，还体现出两个特点。其一是老调重弹。表现在"经方溯源"部分，虽然是张仲景的原文，但排列组合不一样，详略不一样，出现的前后和目的不一样。我希望读者看到的是我运用经方的更大背景和更深层次的思想脉络。即使是资深中医，也未必对涉及方剂的条文和剂量、方后注烂熟于心，尤其是《伤寒论》中的经方在《金匮要略》重新出现的条文，就像桂枝汤竟然是《金匮要略·妇人妊娠病脉证治第二十》的第一主方一样。而这些恰恰是常读常新需要反复揣摩的部分，虽原文照录，也不厌其烦。这就好比《红楼梦·枉凝眉》在音乐大厅感受到的不是收音机所能代替的一样。第二个特点是新调老唱。书中顺带展示了我发扬经方的 5 个新方，我称之为"新方亮相"，但其组成、功效、主治乃至方解,还是大言不惭地运用了大家都熟悉的套路,实在是出于说明经方生命力的目的,谅无歧义。

在本书就要问世的时候,我又在做梦了。有经方大家黄煌教授作的大气磅礴的序,有旅居澳大利亚的中医专家、作家琅玉医文并茂的序,有陕西省书法家协会副主席史星文同学题写书名,陕西新锐画家贺勇军专门画竹祝贺,樊海博士赋诗题辞助兴,本书将是继《中医抗癌进行时——随王三虎教授临证日记Ⅱ》获年度优秀畅销书之后的又一本畅销书。但愿梦想成真,甚或超越梦想。

王三虎

2015 年 5 月 11 日于柳州市中医医院

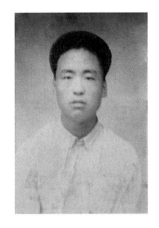

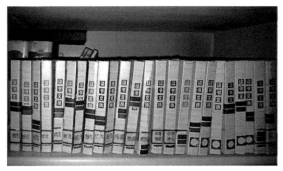

当年积累的经方读书卡片

初学伤寒的王三虎

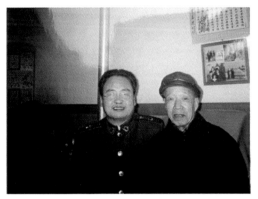

和把他带入医学殿堂的伯父王仰文在一起

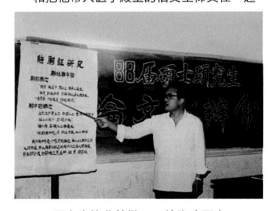

研究生毕业答辩——结胸病研究

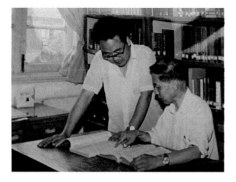
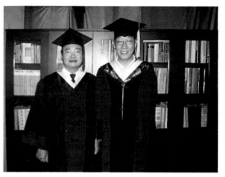

和硕士导师宋立人老师在一起　　　　　　和博士导师王宗仁老师在一起

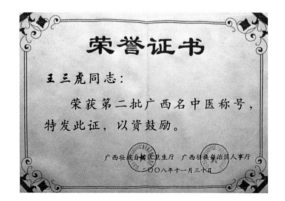

名中医证书

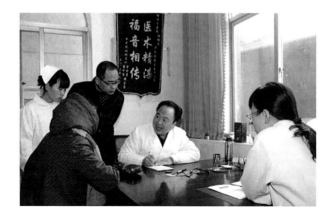

和女儿王欢一起义诊